L'ANTI-CHARLATAN,

OU

TRAITEMENT RAISONNÉ

DE

LA MALADIE VÉNÉRIENNE.

L'ANTI-CHARLATAN,

OU

TRAITEMENT RAISONNÉ

DE

LA MALADIE VÉNÉRIENNE,

D'APRÈS L'ÉTAT ACTUEL DE LA SCIENCE ;

Ouvrage utile aux Praticiens, et mis à la portée des Personnes étrangères à l'art de guérir ;

PAR J. C. BÉSUCHET.

Il est de l'honneur du médecin de signaler, de poursuivre et de faire bannir tout individu qui, professant l'art de guérir, fait un secret de sa méthode et de la composition des remèdes qu'il prépare.

CADET DE GASSICOURT,
Dictionnaire des Sciences Médicales.

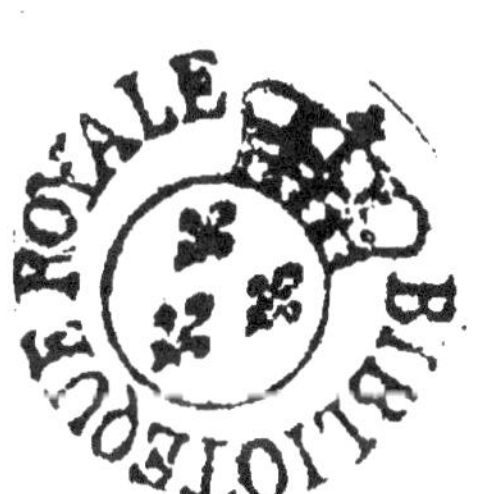

A PARIS,

Chez
{
GABON, Libraire, rue de l'École de Médecine ;
LATOUR, grande cour du Palais-Royal, près les Galeries de Bois ;
P. MONGIE aîné, boulevard Poissonnière, n° 18.

1819.

PRÉFACE.

Le titre du nouvel Ouvrage que j'offre au public indique assez, je crois, le but que je me suis proposé, pour qu'il soit inutile d'entrer dans de grands développemens à cet égard. Je dirai seulement un mot des motifs qui me l'ont fait entreprendre.

En parcourant les divers hôpitaux de la capitale, et en assistant aux consultations de nos plus célèbres praticiens, j'ai été frappé de la quantité prodigieuse d'infirmités causées par le virus vénérien. Les enfans surtout m'ont attristé l'âme par le spectacle de leurs souffrances. Là se présentent des femmes déhontées, qui montrent la victime de leur débauche avec l'impudicité du crime. En vain on les questionne, en vain leur enfant porte les marques du virus dont il est imprégné; elles soutiennent hardiment qu'elles ne connaissent pas la maladie dont on leur parle, tandis que leur front, irrécusable témoin de leur fausseté, présente aux regards du praticien observateur les signes indélébiles de la vérole confirmée !... D'autres fois c'est une femme modeste et timide qui vient avec candeur raconter ses souffrances, ou celles de son enfant. Victime d'une maladie dont elle ignore jusqu'au nom, son innocence l'empêche de la soupçonner. Ah! gardons-nous de l'éclairer. Jeunes gens, praticiens, retenez vos questions indiscrètes; un seul mot va porter le désespoir dans l'âme de cette malheureuse mère, et troubler pour toujours la paix d'une union qui repose sur une confiante sécurité. Hâtons-nous de réparer le mal; guérissons la mère, l'enfant, le père s'il est possible, et jetons le voile sur une faute qui est peut-être causée par l'ignorance ou la légèreté, bien plus que par l'habitude du vice. Là, c'est un jeune homme; ici, c'est une jeune fille: tous deux présentent l'aspect bizarre des rides de la vieillesse sur les formes de l'adolescence; leurs traits sont altérés; leurs yeux presque éteints dans le fond de l'orbite, souffrent avec peine la lumière la plus faible. Infortunés, qui les a réduits dans cet état? peut-être une maladie légère, dont ils eussent été guéris en peu de jours par un traitement bien ordonné....

(iij)

On ne traite donc pas bien la syphilis? me demandai-je, en voyant tant de maux réunis ; cependant des praticiens distingués s'occupent exclusivement de cette partie de la médecine; des ouvrages savans ont été publiés par des hommes d'un mérite reconnu (1) : mais les traitemens coûtent cher, et beaucoup de malades ne peuvent vaincre la répugnance qu'ils éprouvent pour les hôpitaux, où ils obtiendraient gratuitement une guérison qu'ils ne peuvent pas payer. Les ouvrages ne sont pas à la portée de toutes les intelligences ; ils ne sont destinés qu'aux praticiens, et le public n'y saurait rien comprendre. Un grand nombre de malades sont donc réduits à recourir aux empiriques qui les appellent de toute part, et leur promettent en peu de jours une guérison qui n'est que trop souvent trompeuse !...

Les tristes réflexions qui ont été la suite de ces différentes considérations, m'ont déter-

____

(1) Nous ne parlons pas de ces prétendus ouvrages qui ne se vendent que chez leurs auteurs donnant des consultations, etc. etc.

miné à donner le Traité manuel que voici. Le praticien y trouvera renfermé dans un petit volume tout ce qui a été dit de bon dans plu-sieurs ouvrages, fortifié de l'expérience d'une pratique de dix ans dans les hôpitaux véné-riens militaires, dont j'ai été chargé en chef à diverses reprises. Le malade y trouvera la règle de sa conduite, s'il est obligé de se trai-ter lui-même, et les moyens d'apprécier le traitement qu'on lui fera subir, s'il se met entre les mains d'un médecin.

Je connais toutes les objections qui ont été faites contre les ouvrages de médecine popu-laires. J'ai tâché d'éviter une partie des repro-ches qu'ils méritent assez souvent; mais les éviter tous est impossible. Il est dans la nature de l'homme de faire abus des meilleures cho-ses, et le mal se trouve partout à côté du bien. Si quelqu'un m'accuse de favoriser le vice, en donnant les moyens de guérir trop facilement la syphilis, je répondrai : *Lisez la page* 129; et s'il vous reste des doutes sur la pureté de mes intentions, jetez mon livre au feu.

TRAITEMENT RAISONNÉ

DE LA

MALADIE VÉNÉRIENNE.

Définition de la Maladie vénérienne, ou Syphilis.

La Syphilis est une maladie qui se manifeste le plus communément aux parties sexuelles, soit par des ulcérations, soit par des excroissances, soit par des écoulemens contre nature ; elle affecte d'abord spécialement le système lymphatique, mais elle étend bientôt son empire sur toute l'économie animale ; c'est un véritable Protée qui se montre sous toutes les formes, et l'on peut dire que l'affection vénérienne est capable de produire toutes les maladies auxquelles le corps humain est exposé, ou de se combiner avec elles.

I

On ignore absolument de quelle nature est le virus vénérien : il paraît
corrosif, puisqu'il annonce ordinairement son absorption par l'ulcération
des parties avec lesquelles il se trouve
en contact; mais il ne borne pas là ses
effets : après avoir manifesté plus ou
moins de temps sa présence aux parties extérieures, il est porté dans la
circulation par l'action des vaisseaux
absorbans, et il établit son action délétère sur toutes les parties indistinc-
tement. La peau est ulcérée ou se
couvre de pustules ; les glandes s'engorgent, le tissu cellulaire se désor-
ganise, les os se gonflent ou se carient,
le désordre enfin s'établit partout, et
tous les organes ressentent plus ou
moins les terribles effets de sa présence.

La syphilis est éminemment conta-
gieuse, et se communique par le contact médiat ou immédiat avec une

personne infectée. Toutes les parties du corps sont susceptibles de recevoir l'impression ou d'absorber le virus, mais plus particulièrement celles qui sont pourvues d'une grande sensibilité, dont l'enveloppe extérieure est fine, et l'habitude chaude et humide.

Ainsi la bouche, les parties génitales de l'un et de l'autre sexe, absorbent plus facilement le virus vénérien qu'aucune autre partie; et par malheur ce sont précisément celles qui sont le plus particulièrement exposées à la contagion.

La maladie vénérienne se manifeste par divers symptômes : ceux qui suivent immédiatement l'infection sont nommés symptômes *primitifs*, et ceux qui succèdent à ceux-là, après un temps plus ou moins long, sont nommés symptômes *consécutifs*. Les premiers ont entre eux des différences que nous indiquerons par la suite;

mais les seconds se ressemblent presque toujours, dans les diverses périodes
de la maladie, par des caractères qui
les font aisément reconnaître.

Origine de la Maladie vénérienne.

On ne sait rien de positif sur l'his-
toire et l'origine de la maladie vénérienne. L'opinion la plus générale est
qu'elle a été importée d'Amérique par
l'équipage de Christophe Colomb,
qui avait fait cette conquête dans le
Nouveau-Monde. Des auteurs du plus
grand mérite ont soutenu cette opinion ; d'autres, appuyés sur des faits
historiques, soutiennent qu'elle était
connue en Europe, et même en France,
long-temps avant l'expédition de Christophe Colomb; d'autres, enfin, pensent que la syphilis a existé de tout
temps, mais sous une dénomination
et des caractères différens : ils disent
qu'elle n'est autre chose que la lèpre

des anciens; ou plutôt que cette terrible
maladie a tellement dégénéré, soit par
l'effet des remèdes, soit par l'effet de
quelques phénomènes inappréciables,
qu'elle se borne, de nos jours, aux
effets qui caractérisent la maladie vénérienne. Il est vrai qu'à peu près vers
l'époque où l'on a connu positivement
cette dernière maladie, la lèpre est
devenue plus rare, et que l'on n'en
voit presque plus maintenant, même
dans les pays où elle était, malheureusement, assez commune; mais cela
n'est pas une preuve suffisante pour
faire adopter cette opinion, et beaucoup d'auteurs l'ont combattue (1). Les
peuples se sont tour à tour accusés de

---

(1) Des auteurs ont pensé que la maladie vénérienne pouvait se développer spontanément
chez les femmes débauchées, surtout chez
celles qui négligent les soins de propreté. Cette
idée n'est peut-être pas éloignée de la vérité.

ce funeste présent, et lui ont donné, par reconnaissance, le nom du pays dont ils croyaient l'avoir reçu : de là sont venus les noms de *mal d'Amérique, mal français, mal napolitain,* etc.

Nous ne nous permettrons pas de décider une question qui a été l'objet des plus savantes discussions ; mais nous ne pouvons nous empêcher de dire que la maladie vénérienne paraît plus ancienne qu'on ne le suppose généralement, puisqu'en Angleterre et en France des règlemens de police, faits pour les lieux de débauche, et qui remontent au quinzième siècle, prescrivent les mesures que l'on doit prendre à l'égard des femmes infectées. Des statuts donnés en 1347, par Jeanne Ire, reine des Deux-Siciles et comtesse de Provence, pour un lieu semblable qui existait à Avignon, contiennent l'ordre absolu de *visiter exactement les courtisanes, et de renfermer celles qui sont malades, pour les empêcher de communiquer du mal à la jeunesse.* Nous pourrions ajouter beaucoup d'autres citations, mais elles ne nous éclaireraient pas davantage, puisque chaque auteur s'est appuyé sur des autorités différentes pour faire prévaloir son opinion. Nous ne nous arrêterons donc pas plus long-temps sur cette difficulté, qui n'est d'ailleurs qu'un simple objet de curiosité, et ne peut être d'aucune utilité pour le traitement de la maladie.

S'il y a des moyens de se préserver de la maladie vénérienne.

CERTAINS charlatans ont prétendu posséder des remèdes *qu'eux seuls connaissaient,* pour préserver de l'infection syphilitique. Ces fameux remèdes sont tout simplement des eaux astringentes ayant pour base une dissolution de sublimé corrosif, ou de vitriol blanc (sulfate de zinc). L'usage ue ces sortes de médicamens n'a pas grand inconvénient, tant que l'on se contente d'en laver les parties extérieures; mais il peut devenir dangereux si l'on a l'imprudence d'en avaler, ou de s'en faire des injections dans le canal de l'urètre. Il ne faut point, à cet égard, se fier aux instructions données par ceux qui débitent ces prétendus préservatifs : ces gens ne cherchent qu'à vendre leurs drogues, et ils sont, pour la plupart, hors d'état de juger de l'effet qu'elles produisent sur l'économie animale (1). Nous allons examiner comment ces remèdes peuvent agir.

---

(1) Malgré la surveillance du gouvernement, il y a dans Paris une infinité de gens qui vendent des remèdes secrets, dont l'usage est plus ou moins dangereux : de ce nombre sont quelques femmes !... Peut-on assez admirer la simplicité des hommes qui vont les consulter !

Le virus vénérien se communique par le contact médiat ou immédiat des parties infectées; déposé sur une partie quelconque du corps, il est aspiré, si l'on peut s'exprimer ainsi, par les vaisseaux absorbans; il se passe nécessairement un temps, assez court à la vérité, entre le moment du contact et celui de son absorption (1); de même il s'en passe un, mais probablement beaucoup plus long, entre son absorption primitive et son invasion générale : cela est reconnu de tous les auteurs. Ce principe une fois établi, il en découlera naturellement la conséquence, que si l'on peut enlever le virus de la partie menacée avant qu'il ait eu le

____

(1) Nous supposons la peau intacte à l'endroit où le virus est appliqué; car si elle est dépouillée de son épiderme, l'absorption sera très-prompte. On sait que sa rapidité est en raison de la finesse de la peau.

temps de s'introduire par les pores de la peau, on sera préservé de la maladie vénérienne ; mais s'il s'est écoulé assez de temps, et il est difficile de le déterminer, pour que l'absorption en soit consommée, aucun médicament ne pourra l'atteindre ; parce qu'il est hors de doute que le virus a plus d'affinité pour les parties animales dans lesquelles il a pris naissance, que pour un composé chimique, quel qu'il soit. Nous ne connaissons pas assez la manière d'agir des médicamens pour nous fier à leur action dans un cas semblable, et si jamais la chimie parvient à découvrir un agent qui neutralise à l'instant les virus contagieux, ce ne sera qu'après une suite d'analyses savantes et d'expériences judicieuses fort au-dessus de la portée des débitans et fabricans de remèdes secrets.

D'après ce qui vient d'être dit, il est facile de voir qu'il n'y a point, jusqu'à présent, de véritables préservatifs. Si les remèdes qui sont réputés comme tels ont paru quelquefois justifier leur réputation, c'est parce qu'ils ont servi tout simplement à nettoyer les parties génitales, et à enlever le virus dont elles étaient couvertes après le coït avec une personne infectée ; ils n'ont point d'autres propriétés : de l'eau simple produirait le même effet, et la vérole serait moins commune si l'on ne négligeait pas les soins de propreté autant qu'on le fait ordinairement.

Il y a un autre genre de préservatif pour les hommes, qui consiste à placer un corps étranger pour empêcher le contact immédiat des organes de la génération ; mais les hommes qui ont fait usage de cette précaution savent à quoi s'en tenir sur son efficacité.

Nous croyons devoir conseiller aux hommes et aux femmes, comme le meilleur préservatif, la propreté la

plus rigoureuse , et surtout de ne pas
s'abandonner à leur passion avec sécurité , quand ils ont affaire à des personnes dont la moralité leur sera sus-
pecte. On peut gagner en un quart
d'heure ce que l'on n'aurait pas gagné
en cinq minutes, et il est toujours prudent de rester le moins de temps possible en présence de l'ennemi. Les
ablutions faites avec de l'eau fraîche,
aromatisée avec un peu d'eau de Cologne, sont très-salutaires : les femmes
s'injecteront de cette eau intérieurement, au moyen d'une petite seringue
courbe ; si elles ne peuvent pas le faire
de suite , au moins devront-elles le
faire dès qu'elles en auront la possibilité. On peut assurer que les personnes
qui se conduiront exactement comme
nous l'indiquons ici, seront bien moins
exposées à l'infection vénérienne que
celles qui ne prennent aucuns soins
d'elles et se fient à leur bonne fortune.

De la fausse maladie vénérienne, et des accidens qui peuvent en simuler les symptômes.

Nous traitons cet objet à part pour que l'on y fasse plus d'attention, car il n'est pas indifférent de bien connaître les signes de la maladie vénérienne. On peut, par un jugement trop précipité, quelquefois peu éclairé, accuser des personnes injustement, et cette erreur peut amener des conséquences funestes.

Un homme a eu commerce avec une femme ; c'est un amant passionné, peut-être un nouveau marié : quatre, cinq ou six jours après, un écoulement lui survient ; il est accompagné de douleurs en urinant ; quelquefois c'est une ulcération au gland, au prépuce. Notre homme est effrayé, chagrin ; il n'ose en parler à son médecin ordinaire. Il court à une adresse qu'il a reçue au coin de la rue ; c'est un chancre, lui dit-on.... c'est une gonorrhée virulente.... On lui donne des remèdes ; il guérit en moins de huit jours. O remèdes merveilleux ! que ne vous dois-je pas ! s'écrie-t-il.... Eh bien ! la femme est déshonorée injustement ; souvent même elle souffre avec résignation un traitement *méthodique* qui la guérit d'une maladie qu'elle n'avait pas : elle ne se justifie peut-être jamais, et tous les deux sont victimes de l'erreur et du charlatanisme. Expliquons ceci.

Le coït immodéré (1), exercé avec une femme qui a les parties sexuelles peu ouvertes, ou qui est affectée de

____

(1) Ce qui est dit pour les hommes s'applique également aux femmes, car il y a des hommes qui ont habituellement un petit écoulement, suite ordinaire d'anciennes gonorrhées ; et cet écoulement a le même caractère et les mêmes inconvéniens que les flueurs blanches des femmes.

flueurs blanches, surtout à l'époque des règles ; l'usage de la bière, principalement celle qui est nouvellement faite ; l'abus des liqueurs fortes, l'équitation, une irritation quelconque ; toutes ces causes peuvent renouveler un écoulement guéri depuis long-temps, ou en provoquer un qui peut, au premier abord, être pris pour une véritable gonorrhée.

Le coït exercé avec une femme affectée de flueurs blanches d'une nature âcre, principalement aux approches ou peu de jours après l'écoulement des règles, peut donner lieu à une ulcération du gland ou du prépuce, et cette ulcération peut être prise pour un chancre vénérien ; dans l'un et l'autre cas, si l'on attend quelques jours en tenant les parties dans une grande propreté, si l'on fait succéder le repos à l'agitation, la sobriété à l'intempérance, on voit promptement disparaître

les accidens que nous venons de décrire, quand ils ne tiennent pas à une
cause vénérienne. Cette remarque est
sans exception pour les deux cas que
nous venons de signaler, et toujours
les ulcérations ou l'écoulement doivent
guérir sans médicamens : il y a même
une chose remarquable que l'expérience confirme tous les jours, c'est
que les parties finissent par s'habituer
au contact de l'humeur qui avait d'a-
bord occasionné des accidens, et qu'on
ne ressent plus l'effet de son action
corrosive, quoique l'on continue à s'y
exposer ; bien entendu que ce phénomène n'a lieu qu'à l'égard de la même
personne. Il peut également survenir
aux femmes de légères ulcérations aux
parties internes de la génération, qui
ne tiennent point à une cause vénérienne ; mais alors elles doivent être
très-légères et guérir de suite ; car, pour
peu qu'elles persistent, le cas devient

plus douteux que pour les hommes. Nous reviendrons sur cet objet, en traitant séparément du chancre et de la gonorrhée.

Des phénomènes que l'on remarque dans la cohabitation avec les personnes infectées.

« Trois jeunes gens furent ensemble » chez une femme publique, et eurent » successivement commerce avec elle. » L'un fut pris d'une blénorrhagie au » bout de trois jours ; un bubon parut » chez le second au dixième, et le der- » nier n'éprouva pas le moindre signe » d'infection (1). » Des observations semblables à celles-ci se présentent journellement dans la pratique. Il peut arriver même que l'on ait commerce

(1) Lagneau , *Exposé des symptômes de la maladie vénérienne.*

avec une personne malade, sans contracter la maladie : différentes causes
produisent ce phénomène, telles que
le défaut de proportion des parties, la
brièveté de l'acte du coït, une ablution
faite avant et après, aussi-bien pour
l'homme que pour la femme, etc., etc.

Il y a des hommes qui se vantent
d'être invulnérables aux blessures de
Vénus. Cela prouve le bonheur qu'ils
ont eu, plutôt qu'une organisation particulière; cependant il est sûr que les
hommes qui ont le membre petit et le
gland habituellement découvert, sont
moins susceptibles de contracter le
mal vénérien que ceux qui sont am-
plement pourvus et qui ont le gland
toujours recouvert par le prépuce;
c'est que ces derniers jouissent d'une
sensibilité plus exquise; et nous avons
dit ailleurs que toutes les parties du
corps sont susceptibles de recevoir
l'impression du virus, *mais plus par-*

ticulièrement celles qui sont pourvues d'une grande sensibilité.

Pour que la syphilis se communique, il faut qu'il y ait une lésion locale pour symptômes vénériens ; car une personne peut avoir une vérole générale, ou, comme on dit vulgairement, *passée dans le sang*, sans donner du mal à ceux qui l'approcheront ; mais une ulcération lui survient aux parties génitales, à la bouche, etc.... Il en découle une sanie vénérienne, et cette sanie est capable de communiquer la maladie à tous ceux qui s'exposeront à son contact. Cela explique pourquoi des femmes affectées de maladie vénérienne ne l'ont pas communiquée aux hommes avec qui elles ont eu commerce ; ce qui leur faisait croire à leur guérison spontanée : mais ensuite, et sans infection nouvelle, elles sont devenues dangereuses pour ceux qui les

approchaient avec sécurité (1). La vérole ne pardonne jamais; elle se cache,

---

(1) Voici deux exemples, entre beaucoup
d'autres, qui prouvent cette vérité : Un
homme voit une femme publique ; il gagne
un chancre, et peu de temps après il lui survient un bubon qui est ouvert en son temps
par un chirurgien. Le chancre guérit bientôt ;
notre homme subissait un traitement : pressé
par des désirs, il approche d'une femme qu'il
aimait beaucoup ; il n'avait plus rien à la verge,
mais le bubon était encore en suppuration :
il ne communique rien à la femme. Enhardi
par le succès, il se livra avec elle à toute la
force de sa passion ; elle n'éprouva pas le
moindre symptôme.

Un militaire, en partie de débauche,
emmène une femme publique chez lui ; là, il
s'aperçoit qu'elle a une petite ouverture au pli
de l'aine, provenant d'un bubon vénérien ;
elle n'avait alors aucuns symptômes aux parties génitales, mais elle avait eu primitive-
ment un chancre. Désespéré de son aventure,
le militaire n'ose d'abord toucher cette femme ;

mais c'est pour exercer ses ravages avec plus de fureur, et c'est de toutes les maladies la seule qui ne puisse guérir par les seuls efforts de la nature.

S'il y a des signes extérieurs qui font connaître l'affection vénérienne.

La maladie vénérienne *primitive* a des caractères qui lui sont propres, et qui dévoilent aisément son existence; mais ces caractères se manifestent seulement aux parties qui ont été exposées à l'action du virus (nous en parlerons en traitant des différens symptômes vénériens); les parties éloignées ne s'en ressentent en aucune façon, et une femme peut avoir la vérole la plus complète en conservant l'apparence

---

mais vaincu par ses caresses, et rassuré par ses protestations, il s'expose plusieurs fois sans prendre aucune précaution : il ne contracte aucune maladie.

de la plus belle santé. Il n'en est pas
de même d'une maladie ancienne; elle
affecte tout le système, et se montre
le plus souvent aux endroits où l'on se
soucierait le moins de la voir paraître.
La figure est altérée, l'incarnat des
joues disparaît, le tein est plombé;
des pustules auxquelles les praticiens
ne se trompent pas se placent sur le
visage, principalement sur le front,
et forment la fameuse couronne (*co-
rona Veneris*); des exostoses s'élèvent
sur l'os frontal, sur les clavicules, sur
la crête du tibia; des chancres établissent leur siége dans le nez, dans la
gorge, et rongent les cartilages, etc., etc.
A ces signes terribles on connaît, au
premier abord, l'individu infecté du
virus syphilitique. La vérité, cependant, oblige à dire qu'ils ne sont pas
toujours positifs, attendu qu'il faut
être praticien, et *praticien exercé*, pour
bien reconnaître les symptômes qui

appartiennent évidemment à la maladie vénérienne; il ne faut point se fier à tous les moyens ridiculement employés, ou aux secrets de quelques charlatans pour distinguer une personne malade d'avec une personne saine; rien n'est capable de le faire connaître d'une manière sûre, quand il n'y a pas de signes apparens, et les médecins s'y trompent quelquefois eux-mêmes.

Si l'affection vénérienne se communique autrement que par le coït.

L'ACTE du coït n'est pas nécessaire pour communiquer le mal vénérien, puisque toutes les parties du corps peuvent absorber le virus; et, nous l'avons déjà dit, « *principalement celles* » *qui sont pourvues d'une grande sen-* » *sibilité,* dont l'enveloppe extérieure » est fine, et l'habitude chaude et hu- » mide; » mais il faut que le virus, ou

la sanie qui découle des ulcérations ,
soit directement en contact avec la partie saine, pour que l'absorption puisse
se faire. Ainsi, un accoucheur qui aura
quelques écorchures aux doigts peut
gagner la vérole en accouchant une
femme infectée; un chirurgien, de
même, en opérant un vénérien, ou en
se blessant avec ses propres instrumens,
s'ils sont imprégnés de virus. Les bai-
sers lascifs peuvent également servir
de conducteurs à la contagion. Une
nourrice peut donner la vérole à son
nourrisson , ou la recevoir de lui (1).

Les petites ulcérations qui surviennent quelquefois à la bouche après

______

(1) Un enfant né de parens vénériens peut
apporter avec lui les signes extérieurs de la
syphilis ; d'autres fois , les symptômes de cette
maladie ne se manifestent que quelques mois
après la naissance : si l'enfant a des ulcérations
à la bouche , il communique sa maladie à la
nourrice par le mamelon.

avoir bu dans un vase qui a servi à une autre personne, sont souvent vénériennes ; et si elles ont rarement des suites fâcheuses, c'est qu'elles proviennent d'une maladie très-ancienne, que le virus est trop faible pour faire de grands progrès, ou parce qu'on se hâte presque toujours de les cautériser soit par le feu, soit au moyen de quelque pommade caustique.

Des préjugés vulgaires relatifs à la communication de la maladie vénérienne.

DANS l'article précédent nous avons établi que la maladie vénérienne peut se communiquer autrement que par le coït ; mais quelques personnes abusant de cette idée, qui est reconnue vraie depuis long-temps, les unes, par la crainte bien naturelle de gagner une maladie fort désagréable ; les autres, dans l'intention de couvrir leurs fautes du voile de l'innocence, ont voulu faire croire à la possibilité de contracter la syphilis par le simple attouchement, même par le contact des habits d'un vénérien. Des médecins d'une grande bonne foi se sont laissé persuader par les protestations de quelques malades intéressés à les tromper, et ils ont recueilli des observations qui ont été consignées dans certains ouvrages, quoique le raisonnement et l'expérience en prouvent la fausseté. Il n'y a pas de mal à ce qu'un homme, pour conserver la paix dans son ménage, persuade à sa femme qu'il a gagné la vérole en touchant seulement *la main* d'un homme ou d'une femme malade (1); mais de pareilles erreurs ne

____

(1) Il n'y a pas long-temps qu'un homme marié me consulta pour un engorgement de testicule, suite bien évidente d'une gonorrhée répercutée. Il voulut me persuader qu'il avait gagné cela en marchant pieds nus dans la

doivent pas être admises dans un livre comme celui-ci, qui est destiné à les repousser toutes.

Ainsi, la transpiration *seule* d'un vénérien ne peut être une cause d'infection, et l'on peut coucher impunément avec lui si l'on ne se met pas directement en contact avec la sanie vénérienne ; à plus forte raison, on peut s'asseoir avec sécurité sur les mêmes siéges que les personnes malades, toucher les mêmes objets qu'elles, et vivre dans l'intimité ; en un mot, on ne doit en aucune façon redouter l'approche et l'attouchement des vénériens, si l'on se borne avec eux aux simples rapports que la société établit entre les hommes. Seulement il est

---

chambre d'une auberge, dans laquelle couchait également un individu affecté de mal vénérien, et qui salivait beaucoup par l'effet du mercure.

prudent de ne point se servir des mêmes ustensiles qu'eux, lorsque ces objets doivent toucher *immédiatement* quelque partie délicate; tels sont les verres à boire, les cuillers, les vases de nuit, etc. etc.

Du danger des mauvais traitemens en général, et de quelques préparations mercurielles.

L'AFFECTION vénérienne est une maladie si dangereuse, qu'il est bien pardonnable de chercher à s'en débarrasser le plus promptement possible; aussi les charlatans, qui connaissent l'esprit humain, et encore mieux leurs intérêts, promettent-ils à ceux qui vont les consulter, de les guérir en quinze ou vingt jours au plus, et cela, *sans mercure*, même les maladies les plus invétérées; c'est ainsi que l'annonçaient, il n'y a pas encore long-temps, des billets imprimés que l'on distri-

buait à profusion, et avec une publi-
cité scandaleuse, sur tous les ponts de
la capitale (1). Ces annonces séduisan-
tes et ces promesses fallacieuses ont
produit les plus funestes effets sur la
santé de ceux qui s'y sont laissé prendre ; car un traitement de quinze jours
ne pouvant que faire disparaître les
symptômes extérieurs, sans guérir la
maladie, elle doit passer nécessairement dans le sang pour se combiner
plus tard avec d'autres affections , ou
devenir elle-même la cause de mille
infirmités dont on ne connaît pas toujours la véritable source. Pour se faire
une idée du danger des traitemens répercussifs, il faut avoir suivi la clinique
des grands hôpitaux , et avoir examiné

---

(1) Maintenant on se contente de grandes
affiches qui enveloppent l'extrémité supérieure
de presque tous les piliers de nos édifices pu-
blics.

avec attention les diverses maladies qui s'y présentent ; là, on peut facilement se convaincre de la quantité prodigieuse de dépôts, d'ulcères, de caries, de phthisies pulmonaires, qui ne sont dus qu'à des affections vénériennes mal guéries ou traitées par les répercussifs.

Toutes les fois qu'un traitement ne consistera que dans l'application d'un médicament à l'extérieur, et qu'il fera disparaître les symptômes vénériens sans traiter la maladie par le moyen des remèdes internes convenables, et assez long-temps continués, on peut être sûr que ce traitement ne sera point curatif; il sera, au contraire, dangereux, par les conséquences qui peuvent en résulter : c'est ce que l'on appelle, avec raison, *renfermer le loup dans la bergerie* (1).

____

(1) Il faut cependant excepter les frictions mercurielles qui se font à l'extérieur, et qui

On ne peut jamais fixer un temps limité pour la guérison d'une maladie vénérienne, quelle qu'elle soit ; cela dépend du tempérament du malade, de son exactitude dans le traitement, et de l'intensité des symptômes. Les meilleurs praticiens s'accordent à dire que l'on ne peut être sûr du moment précis de la guérison, puisque la maladie peut continuer après la disparition des accidens vénériens ; aussi est-il prudent de continuer le traitement quelque temps encore après, et le plus long-temps est le mieux.

Des médecins, qui ont la manie d'attacher leur nom à des médicamens, et d'affecter de faire un secret des choses

----

sont aussi curatives qu'aucun autre traitement, mais encore sont-elles toujours accompagnées d'une tisane convenable, et de quelques médicamens internes que l'on administre pour plus de sûreté.

les plus connues, ont fait composer
des bols ou d'autres préparations phar-
maceutiques pour être administrés in-
distinctement à tous les malades. Ceux
de ces médicamens qui ont acquis le
plus de réputation sont envoyés dans
les provinces, et même chez l'étranger,
qui, de son côté, nous en expédie, principalement les Anglais, avec la même
libéralité. Les médicamens sous forme
liquide ont presque toujours pour
base des dissolutions de sublimé corrosif, masquées ou enveloppées par d'autres compositions chimiques. Sans parler du désavantage qu'on éprouve à se
servir des médicamens préparés depuis
long-temps, nous dirons qu'il est très-
dangereux d'administrer ainsi un remède unique pour tous les degrés d'une
maladie aussi variable que la syphilis,
surtout lorsqu'on ne peut le modifier
suivant la force et le genre de tempérament des malades : il y a des médi-

camens de ce genre qui ont produit de graves inconvéniens aux personnes qui en ont fait usage.

Mais le plus souvent les remèdes destinés à être transportés, ou conservés long-temps, se préparent sous forme de bols. Indépendamment des inconvéniens qu'ils partagent avec toutes les préparations dont nous parlons, les bols en ont encore qui leur sont particuliers, et qui les rendent plus nuisibles que tous les autres. En première ligne se présente la dureté qu'ils acquièrent en peu de temps, parce qu'on est obligé, pour lier et amalgamer les différentes substances qui doivent composer le bol, d'y introduire un mucilage quelconque : ce mucilage forme, avec les poudres convenables, une espèce de mastic auquel on donne à volonté la forme de pilules, de tablettes, etc. Cela n'a pas d'inconvénient lorsqu'on en fait usage de suite ; mais,

au bout de quelque temps, cette composition durcit au point de devenir presque insoluble, et les malades qui font
usage de ces médicamens les rendent
à peu près comme ils les ont pris, ou,
s'ils fondent dans l'estomac, ce n'est
qu'après un travail pénible de ce vis-
cère, travail qui trouble nécessairement la digestion (1). Il faut, d'ailleurs,
varier le traitement suivant la gravité

---

(1) A deux cents lieues de Paris, un malade
me fit voir des pilules qu'il avait fait venir de
cette ville, dans l'intention de se traiter par
ce moyen (on lui avait beaucoup vanté cette
préparation). Je pris une de ces pilules que je
jetai avec force sur le carreau ; elle rebondit
très-haut, comme l'aurait fait une bille de marbre, et deux coups d'un fort cachet de bureau,
parvinrent à peine à la briser. Ce malade avait
déjà pris deux boîtes de ces pilules qui le fati-
guaient beaucoup. Je suis très-persuadé qu'elles
ne se fondaient pas dans les organes digestifs,
et qu'elles ne faisaient qu'y passer.

des symptômes ou les accidens qui peuvent survenir, et c'est ce qu'on ne peut faire quand on se sert d'un seul médicament dont on ne connaît pas la composition, et pour l'usage duquel on n'a la plupart du temps qu'une instruction très-imparfaite.

Si l'on peut guérir sans mercure.

Des observations douteuses et les annonces de quelques empiriques ont pu tromper le public sur l'efficacité de certains remèdes réputés anti-vénériens ; mais bien que la chimie augmente chaque jour le nombre de ses découvertes, dont la plupart sont appliquées à la médecine, et souvent avec succès, on n'a encore pu trouver aucun autre spécifique que le mercure pour la syphilis, et l'on ne peut, en aucune façon, remplacer ce métal pour le traitement curatif.

L'usage du mercure n'est nullement dangereux quand il est bien administré, et l'on est parvenu, sur ce point, à un degré qui doit approcher de la perfection. Autrefois on l'administrait mal, et il a pu causer quelques acci-dens qui l'auront fait craindre ; mais il faut dire aussi que souvent on a attri-bué au mercure des résultats que l'on aurait dû plus justement attribuer à la maladie. Aujourd'hui tous les hom-mes sensés sont d'accord sur ce point, et l'on administre le mercure sans au-cune crainte aux personnes les plus délicates, parce qu'on peut le modifier et diminuer son action suivant le be-soin et la force des malades : telle est la méthode que nous avons suivie dans cet ouvrage.

DE LA GONORRHÉE (*chaude-pisse*).

LA gonorrhée est un écoulement de matière blanche, jaune ou verdâtre, qui s'opère chez les hommes par le canal de l'urètre, et chez les femmes

par le vagin (1). On distingue la gonorrhée en fausse et en vraie. La fausse
gonorrhée est un écoulement qui se
manifeste entre le gland et le prépuce,
et non par le canal de l'urètre; cet
accident est dû souvent à la malpro-
preté ou au commerce avec une femme
qui a des flueurs blanches, ou pendant
le temps de ses règles : il peut aussi
être dû à une irritation quelconque,
produite sur le gland. Cette maladie
n'exige pas le moindre traitement, et
se guérit d'elle-même au bout de quelques jours, si on a soin de se laver
souvent, et de prendre quelques boissons rafraîchissantes.

La gonorrhée vraie se distingue en
gonorrhée vénérienne ou virulente,
et en gonorrhée non-vénérienne. Nous

____

(1) L'écoulement se fait aussi quelquefois,
chez les femmes, par le canal de l'urètre : cela
ne change rien au traitement.

allons d'abord nous occuper de celle-
ci, afin de ne plus être distrait dans
l'étude des divers accidens vénériens.

Gonorrhée simple.

C'est une grande question entre les
praticiens de savoir s'il y a réellement
des signes caractéristiques qui puissent
faire reconnaître la gonorrhée virulente de celle qui ne l'est pas ; tout ce
qui a été dit et écrit sur cette matière
nous laisse dans la plus grande incertitude : ce que nous savons positivement, c'est que plusieurs causes , non
vénériennes, peuvent donner lieu à la
gonorrhée, comme, par exemple, le
coït immodéré ou exercé avec une
femme peu ouverte, ou bien avec une
femme qui aura des flueurs blanches
d'une nature un peu âcre; l'usage de
la bière, principalement celle qui est
nouvellement faite; l'exercice prolongé
de l'équitation , l'usage des sondes ou

bougies ; enfin , toute espèce d'irritation portée sur le canal de l'urètre ou
sur la membrane du vagin. Mais la
gonorrhée une fois produite, il est
extrêmement difficile de reconnaître à
quelle classe elle appartient : il y a cependant une remarque bien essentielle
à faire, et qui peut aider à décider la
question, c'est que la gonorrhée non
vénérienne est plus simple et plus
prompte dans sa marche ; souvent
même elle cède, au bout d'une hui-
taine de jours, à l'usage d'une boisson rafraîchissante et mucilagineuse,
telle que celle que nous indiquerons
pour la première période de la gonorrhée virulente. Quoi qu'il en soit,
comme ces deux maladies ne diffèrent
l'une de l'autre que par les suites
qu'elles peuvent avoir, et que l'on ne
peut jamais être bien sûr de la béni-
gnité d'une gonorrhée, nous pensons
que toutes les fois qu'elle ne sera pas

bien positivement due à une des causes *simples* que nous avons détaillées, et que l'on aura le moindre soupçon d'infection vénérienne, on fera bien de faire usage du traitement de la gonorrhée virulente ; c'est pourquoi nous y renvoyons nos lecteurs, aussi-bien que pour la marche et les symptômes, qui sont, à très-peu de choses près, les mêmes.

Gonorrhée virule nte.

Causes : Le commerce avec une personne infectée de virus vénérien.

Marche et symptômes : La gonorrhée se manifeste rarement avant les vingt-quatre heures, ni plus tard que les six jours qui suivent le coït impur ; le plus ordinairement, c'est du deuxième au troisième jour ; d'abord, le malade éprouve, à l'extrémité de la verge, plus particulièrement lorsqu'il rend ses urines, un sentiment de titillation

qui occasionne un chatouillement assez agréable ; mais bientôt il se change
en un sentiment de chaleur et de cuis-
son qui se fait sentir, les premiers
jours, à l'entrée du canal seulement,
et se prolonge, quelques jours après,
dans toute son étendue. Le gland devient sensible au toucher ; il est rouge
et resplendissant : cet état est accompagné d'une envie fréquente d'uriner.
Ces accidens s'aggravent pendant la
nuit par une érection douloureuse du
membre viril qui s'y associe. Peu après
l'apparition des premiers symptômes,
il survient un écoulement par le canal
de l'urètre, peu considérable d'abord,
d'une matière blanche assez visqueuse.
Au huitième jour, souvent plus tôt,
l'écoulement se montre plus abondant;
il s'épaissit et prend une couleur jaune
verdâtre. Les symptômes inflammatoires acquièrent progressivement plus
d'intensité jusqu'au quinzième, et

quelquefois jusqu'au vingt-cinquième ou trentième jour; alors ils diminuent, ainsi que l'abondance de l'écoulement qui, de vert qu'il était, devient jaune, puis blanc, visqueux, et disparaît enfin, mais avec plus ou moins de promptitude, selon la docilité du malade à suivre le régime nécessaire, ou la régularité de son traitement.

Telle est la marche de la maladie dans son état ordinaire de simplicité; mais elle s'en écarte assez souvent. Quelquefois, par exemple, elle est si bénigne, si indolente, qu'elle n'est accompagnée ni de douleur, ni d'aucun autre signe d'irritation : les malades ne s'en aperçoivent que par les traces que l'écoulement laisse sur leur linge; d'autres fois, les symptômes inflammatoires sont très-intenses, et la maladie demande les plus grands soins. La douleur se propage jusqu'à la vessie; des stries de sang accompagnent l'écoulement; le passage des urines est extrêmement douloureux; les érections, qui sont très-fréquentes et involontaires, causent des douleurs excessives ; le membre viril éprouve quelquefois la sensation d'une corde, état que l'on nomme vulgairement *chaude-pisse cordée*. Il consiste dans une érection forcée, accompagnée de douleur et de la courbure de la verge en bas (1). Enfin, une gonorrhée abandonnée à elle-même, ou pour laquelle on n'aura pas saisi le moment propice de l'arrêter, peut passer à l'état chronique, et devenir extrêmement

---

(1) Quelques imprudens ont tenté de faire cesser cet état en appuyant fortement la verge sur une table pour la redresser, et *rompre*, disaient-ils, *la corde*. Il leur est survenu les accidens les plus graves ; quelques-uns même ont perdu la vie par l'hémorrhagie qui a été la suite de cette manœuvre aussi imprudente que cruelle.

difficile à supprimer. (*Voyez* le Traitement.)

Symptômes de la gonorrhée chez les femmes. La gonorrhée a son siége, chez les femmes, tantôt dans le vagin, tantôt dans le canal de l'urètre ; d'autres fois, dans les deux endroits en même temps : cela ne change rien au traitement. Elle n'est pas, à beaucoup près, aussi dangereuse que pour les hommes ; cependant, il peut aussi se développer des accidens inflammatoires qui se propagent aux parties internes. Les femmes se plaignent davantage de douleurs à la région lombaire ; elles éprouvent de la difficulté à marcher, à s'asseoir. Il n'est pas rare de voir la matière de la gonorrhée découler du vagin vers l'anus, et donner lieu à l'écoulement que l'on nomme *gonorrhée intestinale.* Les moyens à employer pour combattre l'inflammation et les douleurs vives, sont, à peu de chose près, les mêmes que pour les hommes. De même que chez ces derniers, la gonorrhée peut devenir chronique, et beaucoup de prétendues flueurs blanches ne sont que d'anciennes gonorrhées qu'on n'a pas soignées, ou que l'on n'a pas su guérir. Dans tous les cas, et quelle que soit la marche que suive la maladie, le mode de traitement est le même que pour les hommes. Nous tiendrons cependant compte des légères différences qu'il peut y avoir, et nous en traiterons dans un petit article supplémentaire qui suivra le traitement général.

Traitement de la gonorrhée virulente. Si l'on a fait attention à ce que nous avons dit de la marche de la gonorrhée, on se souviendra qu'elle se divise en deux temps ou périodes : la première comprend les quinze, vingt ou trente premiers jours de la maladie, c'est-à-dire, depuis l'invasion des symptômes inflammatoires jusqu'à leur plus haute exaltation ; la seconde période comprend depuis le moment où l'inflammation et la douleur commencent à diminuer jusqu'à la fin de la maladie.

Première période. On doit chercher à calmer l'inflammation par tous les moyens possibles ; les boissons rafraîchissantes et mucilagineuses sont les seules dont on doive faire usage. Voici la formule des meilleures tisanes, par ordre de simplicité ; le choix n'est pas rigoureux, et la première, quoique la moins coûteuse, n'est pas moins bonne que les autres.

N° I. *Tisane.*

Prenez : semence de graine de lin, ou racine de guimauve coupée par morceaux,

une once.

Faites bouillir, pendant huit ou dix minutes, dans deux livres d'eau (un peu plus d'une bouteille) : passez ensuite par un linge, et ajoutez, miel ou sirop de guimauve, quantité suffisante pour sucrer légèrement la tisane.

Il faut, autant que possible, faire cette tisane fraîche chaque jour ; la quantité que nous indiquons ici est suffisante pour vingt-quatre heures.

N° II. *Eau de gomme.*

Prenez : gomme arabique en poudre,

demi-once.

— Eau bouillante........ deux livres.
— Sucre en poudre ..... une once et demie.

Ajoutez, si vous voulez, un peu d'eau de fleurs d'orange.

Usage et quantité, les mêmes que la précédente.

N° III. *Émulsion.*

Prenez : amandes douces pelées,

une once et demie.

— Amandes amères pelées. trois.
— Sucre blanc en poudre.. deux onces.
— Eau.................. trois livres.
— Eau de fleurs d'orange.. deux gros.

Mettez les amandes dans un mortier de marbre ; pilez, en ajoutant peu à peu de l'eau ; faites une pâte, et délayez-la ensuite avec le reste de l'eau : passez à travers une étamine, et ajoutez le sucre et l'eau de fleurs d'orange.

Cette boisson se prend par verres, dans la journée, comme les précédentes.

N° IV. *Poudre gommeuse pour les voyageurs.*

Prenez : gomme arabique en poudre,
                              deux onces.
— Nitrate de potasse..... un gros et demi.
— Sucre blanc en poudre.. deux onces.

Mêlez bien exactement, et divisez en seize paquets.

Cette poudre est extrêmement commode pour les personnes qui voyagent et qui ne veulent pas ostensiblement faire usage de tisanes. On met un des paquets dans un verre, on verse de l'eau dessus, on délaie la poudre en agitant un peu avec une cuiller ou avec le doigt, et l'on boit cette dissolution, qui n'est point désagréable au goût; quatre verres par jour suffisent: ainsi, les seize paquets sont pour quatre jours; mais si l'on doit s'embarquer ou voyager en poste, on peut, en augmentant la dose des poudres, faire un plus grand nombre de paquets (1).

On insistera d'autant plus sur l'usage des boissons mucilagineuses indiquées ci-dessus, que l'inflammation sera plus vive; si la gonorrhée est *cordée*, on fera prendre à la verge des bains dans une forte décoction faite avec une once de racine de guimauve et une tête de pavot sur une livre d'eau, que l'on fera bouillir jusqu'à réduction d'un tiers; s'il survient la nuit des érections fort douloureuses, des élancemens dans le

---

(1) Dans le cas où l'on ne pourrait se procurer aucune des choses que nous venons d'indiquer aux N^{os} I, II, III et IV, on y suppléerait par de l'eau de groseilles, de l'orgeat, du lait, de la limonade; enfin, de l'eau miellée ou sucrée, si l'on n'avait pas autre chose.

fond de la verge se propageant jusqu'à la vessie, on donnera les médicamens opiacés indiqués ci-après :

Bols pour la gonorrhée avec excès d'inflammation.

Prenez : extrait aqueux d'opium.

six grains.
— Camphre en poudre....... douze grains.
— Nitrate de potasse......... six grains.

Faites douze pilules.

On commence par une pilule le soir seulement, ou une le matin et une le soir, suivant la gravité des symptômes, puis on augmente selon le besoin ; mais il ne faut pas aller au-delà de quatre par jour : la tisane est toujours la même.

Lavemens pour le même usage.

Prenez : infusion faite avec une demi-once de camomille romaine....... une livre.
— Huile d'olive............... deux onces.
— Jaune d'œuf................. un.

— Laudanum liquide......... demi-gros.

Mêlez. Pour trois lavemens.

On fait ordinairement usage de ces lavemens quand on ne donne pas l'opium à l'intérieur; on pourrait cependant en donner un le soir, indépendamment des pilules, si les accidens inflammatoires étaient très-violens (1).

Régime pendant la première période de la gonorrhée. Le malade doit éviter avec soin tous les alimens échauffans, les ragoûts épicés, les viandes salées, etc. etc. Il ne prendra ni café, ni liqueur; il ne boira de vin qu'en

---

(1) Les bornes de cet ouvrage ne nous permettent pas de traiter avec détail de toutes les variétés que peut présenter la marche de la maladie; c'est pourquoi on fera prudemment d'appeler un médecin, s'il survenait quelques cas embarrassans ; heureusement cela est très-rare, à moins d'imprudence de la part des malades.

petite quantité, et coupé avec beaucoup d'eau. S'il est dans l'habitude
de déjeûner avec du thé ou du café
au lait, il peut le faire, pourvu qu'il
soit fort léger. Si l'inflammation est
violente, et que la chaude-pisse soit
cordée, c'est alors qu'il faut être plus
rigoureux dans le régime, et diminuer la quantité des alimens ; l'on est
quelquefois même obligé de garder
une diète plus ou moins sévère : en
général, tous les alimens qui peuvent
rafraîchir le corps et tenir le ventre
libre sont d'un bon usage.

Hygiène. Les malades doivent s'abstenir de tout exercice violent, tel que la
danse, l'équitation, etc. Ils pourront cependant vaquer à leurs affaires, si leurs
occupations habituelles ne sont pas trop
fatigantes; mais lorsque la gonorrhée est
cordée, ou qu'il se développe d'autres
accidens inflammatoires, on doit cesser
tout exercice jusqu'à leur entière dis-

parition. Les hommes porteront un suspensoire dès que l'écoulement paraîtra, et ne le quitteront que lorsqu'il aura cessé tout-à-fait. En négligeant cette précaution, on s'exposerait à l'accident connu vulgairement sous le nom de *chaude-pisse tombée dans les bourses*, parce que le poids des testicules, tiraillant continuellement les cordons, finit par appeler vers ces parties une irritation qui détermine l'inflammation du testicule qui se trouve le plus exposé à cette action. Il faut que le suspensoire soit bien fait pour qu'il ne blesse pas ; qu'il soutienne exactement les testicules, et les maintienne près du ventre : il est inutile de le porter la nuit.

Pendant le cours de la première période, les bains chauds sont très-salutaires. Les femmes se laveront souvent avec de l'eau tiède ou de l'eau de guimauve, et se feront des injections avec cette eau , au moyen d'une petite seringue courbe : on ne saurait assez recommander aux deux sexes la plus rigoureuse propreté.

Les malades éviteront avec soin tout ce qui pourrait appeler leur imagination sur des idées lascives ; ils n'y sont déjà que trop portés par l'effet de leur maladie : ils se garderont surtout du coït.

Seconde période. Parvenu à son plus haut degré, l'inflammation ne tarde pas à diminuer, et la douleur avec elle ; c'est alors que l'on s'occupe plus directement du traitement curatif, et l'on commence par les anti-vénériens. Il est prudent, cependant, d'attendre quelques jours pour être bien sûr que l'inflammation a cessé, après quoi l'on donnera les bols suivans :

N° I.

Prenez : extrait de quinquina.. demi-gros,

— Muriate de mercure doux.. douze grains.
— Opium purifié............ trois grains.
Faites vingt-quatre pilules.

On commence par une pilule. Le lendemain on en donne deux, puis trois, et quatre enfin, que l'on divise dans la journée à distances égales. Ces bols produisent quelquefois de légères coliques à la suite desquelles il survient une espèce de salivation intestinale; c'est l'effet ordinaire du médicament: néanmoins, si cet effet allait en augmentant, on cesserait l'usage de ces pilules pour prendre celles qui suivent; elles n'ont pas autant cet inconvénient.

N° II.

Prenez : muriate de mercure suroxidé ,
                      dix-huit grains.
— Farine de froment.... demi-once.
— Gomme arabique en
     poudre........... deux gros.
— Eau distillée......... quantité suffisante.

Faites une masse, et divisez en pilules de trois grains.

Dose. Deux pilules le matin et autant le soir.

Dix à douze jours suffisent pour le traitement mercuriel de la gonorrhée, soit que l'on fasse usage de la formule N° I, soit que l'on préfère celle N° II. La première est plus douce, et convient mieux aux tempéramens irritables. Pendant ces dix jours on continuera l'usage de la même tisane que pour le cours de la première période. L'écoulement ne paraît pas disposé à cesser ; il est quelquefois même augmenté par l'effet des mercuriaux, mais l'on ne doit point s'en inquiéter.

Les dix jours de traitement écoulés, on purgera le malade ; alors, comme il est probable que l'inflammation sera tout-à-fait dissipée, que la verge ne sera plus douloureuse, même au passage des urines qui ne causeront plus qu'une légère chaleur, on s'occupera de supprimer l'écoulement. Cette époque est bien importante à observer ; car si on tarde long-temps après que tous les signes d'inflammation sont disparus, la gonorrhée passe à l'état chronique, et l'on a toutes les peines du monde à l'arrêter.

Il est difficile d'indiquer ce moment d'une manière bien précise dans un livre ; les praticiens ont, pour cela, l'habitude que donne la pratique, et que rien ne peut remplacer : cependant, on regarde l'absence de la douleur comme le meilleur signe. On remarque aussi que lorsque l'écoulement est presque blanc, qu'il est moins abondant, que la matière ne tient pas sur le linge, qu'elle s'en détache quand on frotte, et tombe en farine sans laisser de traces bien marquées, la gonorrhée est arrivée au moment favorable pour l'arrêter. On commence par supprimer la tisane mucilagineuse pour la remplacer par de l'eau ferrée (1), seule, ou coupée avec un peu de bon vin rouge ; souvent l'écoulement cesse de lui-même au bout de quelques jours ; mais s'il persiste, on donne les bols suivans :

Prenez : térébenthine de Venise,

demi-gros.

— Poudre de rhubarbe, quantité suffisante, pour faire une masse.

Faites des pilules de trois grains.

On commence par une pilule le matin et autant le soir ; on augmente graduellement jusqu'à six par jour. Si

----

(1) On fait l'eau ferrée en mettant dans une carafe d'eau une poignée de petits clous rouillés ; quand elle est vide on la remplit, ayant soin, chaque fois que l'on boit, d'agiter l'eau pour mêler l'oxide (la rouille) qui se détache du fer : on doit boire de cette eau à tous les repas, coupée avec moitié vin.

l'écoulement ne cesse pas tout-à-fait,
au bout de quelques jours de continuité à six pilules, on donnera la potion suivante :

Prenez : eau de rose distillée..... demi-once.
— Eau de plantin............... *idem*.
— Baume de Copahu.......... demi-once.
— Syrop de grenade .... une once.
— Gomme arabique .... deux gros.
    Mêlez.

On donne une cuillerée à café de
cette potion, et l'on porte la dose jusqu'à trois et même quatre cuillerées
par jour, suivant l'opiniâtreté de l'é-
coulement.

Il faut insister quelque temps sur
l'emploi du médicament que nous
venons d'indiquer, même après que
l'écoulement est entièrement arrêté,
crainte de récidive, et l'on ne doit pas
en cesser l'usage brusquement, mais
par gradation insensible. S'il subsistait
encore un petit suintement, il n'y

aurait pas d'inconvénient à se faire quelques injections dans le canal avec *de l'eau fraîche* simplement ; car on doit, le moins possible, se servir d'injections astringentes. Quelquefois la gonorrhée s'arrête pendant quelque temps, et reparaît au premier coït, ou à la suite d'un écart de régime ; souvent même sans cause connue : il faut alors reprendre l'usage des bols ou de la potion jusqu'à ce que l'écoulement soit définitivement arrêté (1).

Régime pour la seconde période. Pendant le temps du traitement mercuriel, le régime des malades sera aussi sévère que pendant la première période.

____

(1) Les personnes qui ont eu plusieurs gonorrhées sont sujettes à voir reparaître un petit écoulement au moindre excès qu'elles font ; mais il s'arrête de lui-même en observant un peu de régime. L'immersion des parties génitales dans l'eau froide arrête très-bien ces sortes d'écoulemens.

Ils éviteront surtout les acides et les crudités ; mais une fois ce traitement terminé, ils devront prendre une nourriture un peu plus confortante, afin de soutenir l'effet des remèdes balsamiques. Ils mangeront de la viande, ils boiront un peu de vin pur, un peu de café même après le repas, s'ils en ont l'habitude. Ils reprendront enfin, et insensiblement, leur régime et leur manière de vivre habituelle.

Il y a des personnes qui s'imaginent faire disparaître un écoulement opiniâtre par un excès de boisson; c'est une erreur : cette méthode est plutôt capable de l'augmenter que de l'arrêter. On doit, au contraire, se tenir en réserve sur le régime pendant quelque temps, principalement pour les liqueurs fortes. Le bon vin, pris modérément sur la fin du traitement, concourt quelquefois puissamment à la cure radicale de la gonorrhée.

Hygiène. C'est principalement lors-que l'inflammation du canal com-mence à diminuer qu'il faut prendre des précautions pour en préserver les testicules. Les malades feront bien, à cette époque, de garder soigneusement leur suspensoire et d'éviter tout exer-cice violent ; s'abstenir même de la marche autant que possible : mais lors-qu'il n'y a plus aucune douleur, et que le malade commence à faire usage des astringens, il peut se livrer à un exercice modéré, et cela est même né-cessaire pour seconder l'action des mé-dicamens. Quelques bains tièdes sont également d'un bon usage. Les malades doivent s'abstenir de tout commerce avec les femmes, tant qu'il y a la moin-dre trace d'écoulement.

Variété du traitement de la gonorrhée pour les femmes. La gonorrhée, chez les femmes, se traite avec moins de réserve que chez les hommes, parce qu'il n'y a pas les mêmes accidens à craindre. Après avoir pris les anti-vénériens, si l'inflammation est dissipée, elles peuvent se faire de suite des injections astringentes en même temps qu'elles prendront, à l'intérieur, les balsamiques que nous avons indiqués pour les hommes. (*Voyez* pages 58 et 59.)

Injection N° I.

Prenez : sulfate de zinc........ un gros.

Pulvérisez dans un mortier de marbre, et ajoutez peu à peu :

Eau commune............... deux livres.
Vin d'opium................ demi-once.

Cette injection produit quelquefois de la douleur ; on l'affaiblit avec de l'eau en suffisante quantité. Si au contraire l'écoulement est très-atonique, et les parties peu irritables ; que l'écoulement continue toujours, par une espèce d'habitude, de la membrane

muqueuse du vagin , on donnera l'injection suivante :

Injection N° II.

Prenez : écorce de chêne..... une once.
   Faites bouillir dans douze on-
ces d'eau, et laissez réduire jus-
qu'à huit.
   Ajoutez : muriate de mercure
      suroxidé............... quatre grains.
   Mêlez pour injecter.

Si celle - là est encore insuffisante,
on fera usage de celle qui suit :

Injection N° III.

Prenez : eau de rose .... six onces,
—Muriate de mercure suroxidé. douze grains.

On pousse ces injections dans le
vagin deux ou trois fois le jour, au
moyen d'une petite seringue courbe.
Il faut avoir soin de se laver souvent
avec de l'eau aiguisée d'un peu d'eau-

de vie ou d'eau de Cologne. Les femmes observeront de suspendre tout traitement pendant le temps de leurs règles, et se conformeront, d'ailleurs, tant pour les accidens inflammatoires que pour la récidive de la maladie, à tout ce que nous avons dit pour les hommes.

TESTICULE VÉNÉRIEN (*chaude-pisse tombée dans les bourses.*)

ON nomme *testicule vénérien* le gonflement inflammatoire de l'un ou des deux testicules. Assez rarement, cependant, les deux testicules s'engorgent à la fois, et l'on croit avoir remarqué que le gauche est plus sujet à cet accident que le droit.

Causes : La marche, la danse, l'escrime, tous les exercices violens dans le cours de la gonorrhée, principalement si l'on néglige la précaution de porter un suspensoire ; les purgatifs donnés à contre-temps, les remèdes astringens ou répercussifs, etc. etc,

Symptômes : Le testicule se gonfle et devient douloureux; quelquefois la douleur seule avertit les malades. Ils ne peuvent rester debout ni sur leur séant; la position horizontale est celle qui leur convient mieux. Le testicule augmente promptement, et acquiert, en assez peu de temps, plus de trois ou quatre fois son volume ordinaire; les douleurs sont excessives, et sont accompagnées de pesanteur aux lombes, et de tiraillemens des cordons spermatiques. Le malade est privé de sommeil, il se trouve dans une agitation continuelle; presque toujours l'écoulement gonorrhoïque se supprime dès l'invasion de la maladie, c'est ce qui lui a fait donner improprement le nom de *chaude-pisse tombée dans les bourses.* Il y a des malades qui n'éprouvent pas une inflammation bien vive, et quoique le testicule soit fort gros, il n'est presque pas douloureux : nous en avons même vu un chez qui l'écoulement s'est continué ; mais cela est assez rare.

Traitement : Il faut, dès l'invasion de la maladie, se hâter d'appliquer sur le testicule malade des compresses froides, trempées dans la mixtion suivante. Si on ne pouvait se la procurer sur-le-champ, on y suppléerait par un mélange d'eau et de vinaigre ; même de l'eau froide ou de la glace, si l'on n'avait pas autre chose.

Prenez : acétate de plomb liquide. demi-gros.
— Vinaigre de vin . . . . une once.
— Eau distillée . . . . une livre.
Mêlez.

Il faut renouveler souvent les compresses. Mais quand, par quelque circonstance particulière, on n'a pu appliquer sur-le-champ les stiptiques que nous venons de conseiller, il faut y renoncer, parce que, si l'inflammation a déjà fait des progrès, il est impossible de l'arrêter ni de la faire rétrograder, et l'on ne ferait que retarder la guérison sans rien obtenir de favorable. Il faut alors tenir le malade dans le repos le plus parfait, le faire coucher sur le dos, la poitrine un peu élevée ; lui appliquer sur le testicule des cataplasmes émolliens, chauds et souvent renouvelés.

Cataplasme émollient.

Prenez : racine de guimauve, coupée par morceaux.................. une once.
— Tête de pavot, *idem* .... la moitié d'une.

Faites bouillir dans deux livres d'eau, jusqu'à réduction d'une livre et demie.

Passez cette décoction, et ajoutez mie de pain blanc, quantité suffisante ; faites cuire à consistance de cataplasme.

Le malade boira une des tisanes indiquées pour la première période de la gonorrhée. On aura soin de lui soutenir mollement les testicules sans les serrer.

Arrivée à son plus haut degré, l'inflammation ne tarde pas à décroître ; les douleurs deviennent moins vives, et le testicule commence à diminuer : on peut alors arroser le cataplasme de quelques gouttes d'*extrait de saturne*. Quand le testicule n'aura plus que le double à peu près de son volume ordinaire, on cessera les cataplasmes, et on appliquera des compresses chaudes trempées dans le mélange suivant :

Prenez : racine de guimauve..... une once.
— Fleurs de sureau............... *idem*.

Faites bouillir pendant un quart d'heure ; passez la décoction par un linge ; ajoutez ensuite, pour chaque tasse de six onces à peu près, et à mesure que vous vous en servirez seulement :

— Acétate de plomb liquide.. demi-gros.
— Eau-de-vie camphrée..... une cuillerée.

Il faut changer ces compresses

aussi souvent que les cataplasmes (1).

Tels sont la marche et le traitement ordinaire du testicule vénérien ; mais quelquefois l'inflammation est si vive, qu'elle cause de grands accidens : on est souvent obligé de pratiquer la saignée du bras. Dix à douze sang-sues appliquées au périnée, ou sur le scrotum, ont souvent produit un grand soulagement.

Ainsi que nous l'avons dit, la maladie peut être indolente ou devenir chronique, c'est-à-dire que le testicule reste dans un état d'apathie qui ne permet pas à la résolution de s'opérer (2); dans ce cas, on ne doit pas craindre d'appliquer des médicamens

____

(1) On ne fera usage de l'acétate de plomb et de l'eau-de-vie que lorsqu'il n'y aura plus de douleurs.

(2) Cet état est bien indiqué quand le testicule reste gros sans aucune douleur, et qu'il n'est même plus sensible au toucher.

un peu actifs : un des meilleurs moyens à employer est de faire des frictions tous les deux jours sur le testicule avec un demi-gros d'onguent mercuriel double. Le liniment suivant a aussi produit de bons effets :

Prenez : huile d'olive......... deux onces.
— Ammoniac liquide......... un gros.
— Camphre en poudre........ dix grains.
    Mêlez.

On frotte avec ce liniment une fois le matin et une fois le soir : après la friction, on enveloppe le testicule avec un morceau de flanelle et on applique le suspensoire par-dessus.

Si l'inflammation du testicule est survenue pendant le cours du traitement mercuriel, on l'interrompra de suite ; mais pour le reprendre après, et avec bien plus de raison encore, le testicule vénérien ne devant être regardé que comme un accident qui peut bien interrompre, mais non faire changer le traitement de la gonorrhée, bien entendu que si l'écoulement ne reparaît pas, comme cela arrive quelquefois, on se contentera de donner les anti-vénériens, si on ne les a pas donnés, et on n'administrera point les médicamens qui ne sont dirigés que contre l'écoulement.

DU CHANCRE.

Le *chancre vénérien* est un ulcère qui survient aux parties qui ont été soumises à l'action du virus syphilitique.

Il ne faut pas confondre le chancre avec les ulcérations qui surviennent quelquefois aux parties génitales, et qui ne sont point vénériennes. Nous avons déjà parlé des causes qui peuvent donner lieu à cet accident; nous n'y reviendrons pas (1).

____

(1) *Voyez* page 13.

Ces ulcérations ont, avec le chancre vénérien, des différences notables. Leur surface est rouge, d'une étendue irrégulière; les bords ne sont point élevés; elles sont peu profondes, et ont souvent l'apparence d'une simple écorchure; enfin, elles guérissent en peu de jours au moyen de simples lotions avec un peu d'eau tiède: de tous les signes, celui-là est le plus sûr, car les ulcères vénériens ne guérissent presque jamais d'eux-même.

Cause du chancre vénérien: Le contact du virus vénérien.

Symptômes: Vingt-quatre heures, trois, six et même douze jours après le coït impur, il survient aux parties qui ont absorbé le virus, des petites taches rouges. Bientôt au milieu de chacune de ces petites taches il s'élève une petite pustule blanche, qui cause une démangeaison assez vive. Ces pustules, en s'ouvrant, laissent échapper un peu de matière

âcre, qui forme des ulcères impercep-
tibles d'abord ; mais qui, en se réunis-
sant, augmentent d'étendue, et forment bientôt un véritable chancre :
les bords en sont durs et calleux; ils
sont découpés inégalement : une au-
réole rouge les environne. La surface
du chancre est terne, et laisse écouler
une matière extrêmement virulente,
capable d'ulcérer les parties sur lesquelles elle s'épanche. Elle est conta-
gieuse, et communique la vérole aux
parties saines avec lesquelles elle se
trouve en contact. Le chancre augmente plus ou moins d'étendue; il fait
des progrès en largeur et en profondeur; il ronge quelquefois entièrement les parties sur lesquelles il s'établit, et ne guérit presque jamais sans
un traitement anti-vénérien (1) : il

____

(1) S'il guérit, c'est pour se montrer plus

cicatrise du centre à la circonférence.

Différence entre les chancres véné-riens : Le chancre se distingue en chan-cre *primitif* et en chancre *consécutif* ou secondaire. Le chancre primitif est celui qui survient immédiatement après l'infection vénérienne. Le chan-cre secondaire est celui qui survient plus ou moins long-temps après la disparition des premiers symptômes, soit qu'ils aient guéri seuls, ou, ce qui est plus ordinaire, qu'ils aient cédé à un traitement qui n'aura point détruit la maladie. Le chancre secon-daire est toujours le signe de l'infection générale de l'individu. (*Voyez* Vérole confirmée.)

Siége du chancre : Le chancre pri-mitif affecte toujours l'endroit même

---

tard avec des symptômes plus fâcheux; c'est ce que l'on nomme *chancre secondaire*.

qui a été le siége de l'absorption vénérienne. Quelques auteurs ont cru que
les chancres ne pouvaient attaquer les
parties recouvertes des tégumens com-
muns (la peau); c'est une erreur. Le
savant professeur CULLERIER cite plusieurs faits de sa pratique, qui prouvent évidemment le contraire; et s'ils
ne se montrent ordinairement qu'aux
parties génitales, à la bouche , au mamelon, etc. , c'est que ce sont les parties que nous exposons le plus communément à la contagion. Aux parties
génitales de l'homme, le chancre se
place au bord du prépuce, quelquefois
dessus ; mais plus ordinairement à la
partie interne, sur le gland et souvent
à sa base, autour de l'enfoncement
que l'on nomme couronne du gland;
quelquefois aussi sur le frein. Chez les
femmes, les chancres paraissent aux
parties internes des grandes ou des

petites lèvres, au clitoris, etc. A la bouche, c'est ordinairement aux angles des lèvres, aux bords et à la pointe de la langue. Le *chancre secondaire* se montre rarement aux parties génitales. Il affecte, au contraire, les parties les plus éloignées ; la bouche ou la gorge en ressentent presque toujours les terribles effets : il établit son siége sur les glandes amygdales, à la partie interne des joues, au bord des lèvres ; mais l'endroit qu'il attaque le plus volontiers, c'est le voile du palais : ce chancre est tellement actif, que si l'on ne s'empresse d'en arrêter les progrès au moyen d'un traitement convenable, il a bientôt rongé et détruit les parties qu'il affecte. Beaucoup de personnes qui ont eu le malheur d'avoir le voile du palais en partie rongé, conservent toute leur vie une voix sourde et insonore, qui décèle aisément la triste maladie dont elles sont les victimes.

Traitement (1) : Il se divise en traitement local ou topique, et en traitement général. Le traitement local est celui qui comprend les soins que l'on donne au chancre seulement, et le traitement général est celui qui est dirigé contre la maladie elle-même. Nous allons d'abord nous occuper du premier.

Il faut tenir le chancre et les parties environnantes dans une grande propreté, et avoir soin, autant que possible, d'éviter le contact de la sanie vénérienne sur les parties saines. Pour y parvenir, on fera de fréquentes lotions avec une légère décoction de racine de guimauve, et on couvrira le chancre d'un peu de charpie bien fine, afin d'absorber l'humeur qui en découle ;

____

(1) Nous ne parlons ici que du chancre primitif. *Voyez*, pour le chancre consécutif, le traitement de la vérole confirmée.

on renouvellera cette charpie à chaque pansement. Il est presque inutile d'appliquer aucun topique, et la propreté suffit quand le chancre marche régulièrement et qu'il est d'une petite dimension ; mais s'il est très-douloureux et que l'inflammation soit vive, s'il fait des progrès rapides et qu'il augmente d'étendue, il faut que le malade observe une diète sévère, ou ne se nourrisse que d'alimens légers et rafraîchissans : il fera un usage fréquent des bains chauds, et il prendra pour boisson de l'eau de chiendent ou de chicorée édulcorée avec du miel ; il prendra quelques lavemens pour tenir le ventre libre. Indépendamment des grands bains, il fera baigner la verge, plusieurs fois le jour, dans un petit vase rempli de la décoction suivante, qu'il aura soin de changer chaque fois (1) :

____

(1) Si les chancres sont aux lèvres, au ma-

Prenez : racine de guimauve.. une once.
— Feuilles de morelle........ demi-poignée.
— Tête de pavot coupée ..... une.

Faites bouillir dans deux livres d'eau (une pinte.), et laissez réduire d'une demi-livre.

Si les chancres sont extrêmement douloureux, ajoutez, par livre de décoction, un gros de *vin d'opium*.

On donnera également les bols prescrits page 50, pour la gonorrhée avec excès d'inflammation.

Si le chancre est à la couronne du gland ou à la partie interne du prépuce, on tâchera de le découvrir, sans forcer cependant, afin de bien nettoyer l'intérieur, faire baigner le chancre, et appliquer un peu de charpie fine dessus ; mais si l'on éprouve trop de difficulté, il faut se contenter d'injecter

---

melon, etc., on bassinera seulement les parties avec un linge bien fin ; pour l'intérieur de la bouche, on peut gargariser. Les bains locaux, pour les chancres très-douloureux, doivent être d'une demi-heure au moins.

de la décoction entre le prépuce et le gland, au moyen d'une petite seringue, puis ensuite faire baigner la verge.

Les femmes ne sauraient se baigner trop souvent, principalement lorsque les chancres sont très-enflammés ; elles s'injecteront de la décoction dans le vagin avec une seringue courbe. Si les chancres sont profonds, elles feront bien de s'exposer à la vapeur de la décoction de guimauve, en se posant sur une cuvette qui en sera remplie, et se faisant des lotions avec la main. Comme elles peuvent difficilement maintenir de la charpie sur leurs chancres, elles doivent se laver plus souvent que les hommes.

Lorsque le chancre n'a point ou presque point d'inflammation, comme cela se voit quelquefois (1), ou lorsque

____

(1) Une douleur vive avec élancemens, accompagnée de chaleur et de rougeur à la peau, est toujours le signe de l'inflammation.

l'inflammation ayant existé, a cédé aux moyens que nous venons d'indiquer, on emploie la méthode suivante pour décider la guérison, et on procède en même temps au traitement général. (*Voyez* cet article.)

Décoction pour lotions et bains.

Prenez : racine de guimauve.. demi-once.
— Fleurs de sureau.......... deux pincées.

Faites bouillir dans une pinte d'eau, jusqu'à la réduction d'un tiers.

On lave et on fait baigner les parties malades dans cette décoction comme dans la précédente : les chancres sont pansés de même avec un peu de charpie fine. Quelques jours écoulés de cette manière, on fera faire la solution suivante :

Prenez : eau distillée.......... une livre.
— Muriate de mercure suroxidé. seize grains.

Mêlez pour l'usage extérieur.

Dans quatre onces de décoction environ, ce qui fait à peu près la capacité d'un verre de table ordinaire, on mettra une cuillerée à café de cette liqueur au moment de prendre le bain ou la lotion ; la charpie sera imbibée ensuite de ce mélange, dont on extraira d'avance la petite quantité nécessaire à cet usage. Deux jours après, on augmentera d'une cuillerée, et l'on portera la quantité de la liqueur, successivement et progressivement, jusqu'à trois cuillerées à bouche.

Les femmes observeront les mêmes gradations pour l'emploi de ce médicament ; mais pour ne pas en faire une trop grande consommation, elles se laveront d'abord avec la décoction simple, puis ensuite elles se bassineront ou s'injecteront avec le mélange, commençant, comme les hommes, par une cuillerée à café de la liqueur dans un verre de décoction, et augmentant jusqu'à trois cuillerées à bouche.

Lorsque le chancre commence à guérir, les bords s'affaissent, le fond se
remplit et paraît plus élevé que la peau;
sa couleur est d'un rouge tendre : il
ne cause de la douleur que lorsqu'on
le touche avec quelques corps durs.
On peut alors, à chaque pansement,
couvrir la charpie avec la pommade
suivante; ils doivent être moins fré-
quens que pendant la période de l'inflammation.

Prenez : onguent mercuriel........ un gros.
— Cérat de Galien.............. *idem.*

Mêlez exactement.

Les femmes feront usage de cette
pommade, en se frictionnant légèrement les parties internes de la génération, particulièrement aux environs
des chancres, sur la surface desquels
il faut tâcher de laisser un peu de
pommade. Cela ne dispense pas des lotions avec la décoction déjà prescrite,

mais elles seront moins fréquentes.

Traitement général, ou anti-vénérien:
Pour administrer les anti-vénériens, il faut attendre que l'inflammation soit dissipée, parce que les mercuriaux l'augmentent ordinairement. On commencera par donner au malade une ou deux purgations, et pendant quelques jours il ne prendra, pour médicamens, que de l'eau de chiendent, qui se fait ainsi :

Eau de chiendent N° I.

Prenez : racine de chiendent.... demi-once.

Faites bouillir dans un peu d'eau pendant quelques minutes ; jetez cette première décoction, et versez sur le chiendent environ une pinte d'eau que vous laisserez bouillir dix minutes ; passez ensuite, et ajoutez un peu de miel.

La purgation terminée, on donnera, pendant douze ou quinze jours, les pilules marquées N° I, pour le traitement de la gonorrhée virulente, en se conformant à ce qui est indiqué pour le nombre et la manière de les prendre. Ces quinze jours écoulés, si le malade éprouve du soulagement, il continuera de la même manière jusqu'à sa guérison ; mais si le chancre persiste et ne marche pas vers la cicatrisation, on fera usage de la tisane et des pilules suivantes :

Tisane N° II.

Prenez : sommités de houblon.. une pincée.
— Squine..................... un gros.
— Saponnaire................. *idem.*
— Réglisse................... demi-once.

Faites bouillir dans une pinte et demie d'eau pendant dix à douze minutes.

Pilules N° III.

Prenez : extrait de quinquina , demi-gros.
— Muriate de mercure sur-
    oxidé................. quatre grains.
— Gomme arabique en pou-
    dre .... demi-gros.
— Extrait d'opium.......... trois grains.

— Syrop de rhubarbe, s'il est nécessaire pour faire la masse...... quantité suffisante.

Mêlez exactement, et faites des pilules de trois grains.

Le malade boira quatre à cinq verres de tisane par jour, et prendra d'abord une pilule le matin seulement; puis une le matin et une le soir : il augmentera ainsi jusqu'à quatre par jour. Mais s'il éprouvait quelques douleurs d'estomac, ou des coliques, il diminuerait pour rester au nombre qu'il pourrait supporter sans être incommodé. Il continuera ce dernier traitement jusqu'à parfaite guérison. Les personnes qui ne peuvent avaler les pilules pourront les faire dissoudre dans deux cuillerées d'eau sucrée, aromatisée avec un peu d'eau de fleurs d'orange, si on peut s'en procurer. Il faut avoir soin d'agiter la dissolution avant de la boire, afin de ne rien laisser dans le verre, et s'il reste quelque chose, on y mettra encore une cuillerée d'eau pour achever d'entraîner le mercure, qui tend toujours à se précipiter au fond du vase. Cette précaution est indispensable pour avoir la certitude de bien prendre le médicament.

Il est impossible de fixer d'une manière précise la durée du traitement anti-vénérien. Nous avons déjà dit que la maladie persistait quelquefois après la disparition des symptômes extérieurs, et nous n'avons aucuns moyens pour reconnaître avec certitude l'époque de la guérison complète, à cause de la différence de tempérament des malades (1). Aussi les praticiens les plus éclairés recommandent, avec rai-

___

(1) Le traitement des femmes, par exemple, dure plus long-temps que celui des hommes, à cause des interruptions que nécessitent les époques des règles.

son , de continuer les anti-vénériens
quelque temps encore après la guérison apparente. Quinze, vingt jours suffisent ordinairement ; mais si le malade
est fort et bien constitué , que les médicamens ne le fatiguent point , il n'y
a pas d'inconvéniens à continuer encore un mois, soit que l'on fasse usage
des pilules N° I, soit que l'on soit obligé
d'avoir recours à celles marquées N° III.

Régime et hygiène : Les mêmes que
pour la gonorrhée, en suivant la divi-
sion qui est établie pour le temps de
l'inflammation et pour celui de la terminaison de la maladie ou seconde
période. Il faut avoir soin de ne faire
usage d'aucun acide ni d'aucunes crudités pendant la durée du traitement
mercuriel.

DU PHIMOSIS.

Le *phimosis* est un gonflement avec
resserrement du prépuce, qui empêche

de découvrir le gland. Le phimosis n'est point une maladie particulière ; ce n'est qu'un accident, causé ordinairement par des chancres douloureux situés à la base du gland , sur le frein de la verge, ou à la partie interne du prépuce : cet accident est fort désagréable , parce que l'ouverture du prépuce est quelquefois si rétrécie par le gonflement, qu'on a de la peine à y introduire la canulle d'une petite seringue. On ne peut alors panser les chancres, ni juger de leurs progrès. Le phimosis est souvent accompagné d'accidens inflammatoires si graves, qu'on est obligé de pratiquer l'opération qui consiste à fendre le prépuce de part en part, ce qui n'empêche pas quelquefois les parties de tomber en gangrène (1).

Le phimosis est de deux espèces. La

____

(1) Nous répétons encore ici que toutes les

première, dont nous venons de parler,
est due à la présence des chancres douloureux ; quelquefois l'accident a lieu
par le seul gonflement du gland, qui,
en augmentant beaucoup de volume,
ne permet plus au prépuce de se porter en arrière. L'inflammation accompagne toujours cette espèce.

La seconde espèce peut se nommer
phimosis indolent; c'est un gonflement
du prépuce, sans aucun signe d'inflammation ; la peau est dure, gonflée;
d'autres fois molle, demi-transparente,
et paraît contenir de l'eau.

Traitement : Le phimosis n'étant
qu'un accident secondaire, il doit être
guéri par le traitement de la cause qui
l'a produit. Lorsque l'inflammation
est peu vive, le phimosis n'est pas

---

fois qu'il surviendra des accidens non prévus
dans cet ouvrage, on devra consulter un médecin.

dangereux ; il importe peu que les chancres soient à découvert, puisqu'on peut les nettoyer facilement au moyen de légères injections poussées entre le prépuce et le gland. On ne doit jamais faire d'efforts pour découvrir le gland ; cette manœuvre est dangereuse, et peut exposer le malade à un paraphimosis. (*Voyez* Paraphimosis.)

Lorsque l'inflammation est très-vive, il faut avoir recours à tous les moyens que nous avons indiqués pour les chancres douloureux ; les bains locaux et généraux, la tisane rafraîchissante, les bols tempérans, etc. On enveloppera la verge, pour l'intervalle des bains, dans le cataplasme suivant :

Cataplasme émollient N° I.

Prenez : racine de guimauve..... une once.
— Tête de pavot............... une.
— Feuilles de morelle.......... une once.

Faites bouillir dans une pinte d'eau pendant un quart d'heure ; passez la décoction :

ajoutez-y de la mie de pain blanc en suffisante quantité, et faites cuire à consistance de cataplasme.

On étend ce cataplasme sur un linge, pour en envelopper la verge. Si la douleur est très-vive, on peut répandre sur le cataplasme quinze à vingt gouttes de *laudanum liquide*.

Le phimosis indolent ne doit point inquiéter ; il se guérit, la plupart du temps, de lui-même : les applications d'eau froide réussissent très-bien. Si la tumeur est dure, on fera, matin et soir, quelques frictions sur la verge avec un peu d'*onguent mercuriel*.

DU PARAPHIMOSIS (1).

Le *paraphimosis* est absolument le

---

(1) Le paraphimosis et le phimosis peuvent survenir à la suite de quelques efforts imprudens, sans être dus à une cause vénérienne ; mais, dans ce cas, ils cèdent bientôt à l'usage de quelques bains émolliens.

contraire du phimosis, C'est un étranglement du prépuce derrière la couronne du gland , de manière à ne
pouvoir être ramené antérieurement.
Cet accident est occasionné par les
efforts que les malades font quelquefois
pour découvrir le gland lorsqu'ils ont
des chancres dans la duplicature du
prépuce, ou lorsque le gland a acquis
un plus grand volume qu'à l'ordinaire.

Traitement : Le paraphimosis est,
ainsi que le phimosis, de deux espèces
différentes, et le même traitement doit
être appliqué à ces deux accidens.

On fera seulement cette distinction
pour le paraphimosis inflammatoire,
c'est qu'il occasionne souvent des accidens bien plus graves, à cause de
l'étranglement qui intercepte la circulation ; aussi est-on plus fréquemment
obligé d'en venir à l'opération, qu'il
faut se hâter de pratiquer lorsqu'elle
est devenue nécessaire : elle consiste

dans l'incision de la bride qui empêche le recouvrement du gland.

Le paraphimosis se réduit quelquefois assez facilement quand il ne fait que commencer, et l'on ne doit rien négliger pour y parvenir. Le meilleur moyen est de saisir la verge à pleine main, de faire effort avec le pouce de l'autre main sur le gland pour l'obliger à passer par l'ouverture du prépuce, tandis que la main qui tient la verge agit en sens contraire. Des praticiens ont conseillé de placer la verge quelques instans dans de la glace pilée, avant de tenter la réduction. Si l'on ne réussit pas, et que, malgré l'emploi des moyens indiqués pour le phimosis et les chancres douloureux, l'inflammation continue, il faut se hâter de réclamer les conseils d'un homme de l'art.

DU BUBON [*poulain*] (1).

LE bubon est une tumeur plus ou moins considérable qui survient à la suite de l'absorption du virus vénérien. Cette tumeur peut se développer partout où il y a des glandes lymphatiques et des plexus nerveux, mais particulièrement aux endroits où viennent se réunir en masse les nerfs distribués dans les membres torachiques ou abdominaux.

Exemple : Le pli de l'aine, le creux

---

(1) Nous ne parlons ici que du bubon vénérien ; car une plaie douloureuse aux orteils, un panaris ou un ulcère aux doigts, peuvent occasionner un bubon à l'aine ou à l'aisselle. J'ai vu un pauvre conscrit traité pour la vérole, parce qu'il avait un bubon semblable que lui avait causé la fatigue de la marche, ayant les pieds blessés par des souliers fort durs et fort pesans ; ce malheureux m'a juré qu'il n'avait jamais eu commerce avec aucune femme.

de l'aisselle, l'angle postérieur de la mâchoire, etc.

Quelquefois il n'y a qu'un bubon, d'autres fois il y en a deux qui occupent alors chacun les parties correspondantes. Les bubons sont ordinairement causés par des ulcérations aux parties génitales; c'est alors aux plis de l'aine qu'ils se manifestent. Ceux des aisselles sont quelquefois des bubons consécutifs; d'autres fois ils sont le résultat de l'absorption du virus syphilitique par les doigts.

C'est encore une grande question entre les praticiens de savoir si tous les bubons sont vénériens, c'est-à-dire si toujours le bubon est le signe caractéristique de la vérole confirmée. Cette question serait surabondante à traiter ici, et ne fait rien à notre objet. Nous pensons, nous, que le bubon n'est souvent dû qu'à l'irritation sympathique exercée sur les glandes, par le moyen

5

des nerfs qui éprouvent l'effet de l'ulcération vénérienne ; mais il y a un
cas qui établit bien positivement la
qualité vénérienne d'un bubon ; c'est
lorsqu'il est survenu d'*emblée* à la suite
d'un coït impur, et sans avoir été pré-
cédé d'aucune ulcération, comme on
en voit quelques exemples.

Les bubons se divisent en deux
grandes classes : la première comprend
ceux qui sont essentiellement douloureux, accompagnés de rougeurs à la
peau, et qui tendent évidemment à
la suppuration : on les nomme *inflammatoires*. Ceux de la seconde classe
marchent avec plus de lenteur; ils sont
peu ou point douloureux, sans changement de couleur à la peau, et sup-
purent rarement : on les nomme *bubons indolens*.

*Première classe, bubons inflamma-
toires :* Ils sont presque toujours primitifs, c'est-à-dire qu'ils suivent de

près l'infection vénérienne. Assez ordinairement les chancres, lorsqu'il y en
a eu, guérissent à mesure que le bubon
augmente de volume et qu'il se développe de la chaleur.

Marche et symptômes : Les malades
sentent au pli de l'aine une petite
glande, qui d'abord roule sous les
doigts ; peu à peu elle devient sensible
au toucher ; elle se fixe et semble
adhérer à la peau (ce signe indique
positivement la formation d'un bubon); elle augmente de volume insensiblement, et, dans un temps plus ou
moins court, la peau rougit et s'é-
chauffe. Les malades éprouvent de la
difficulté à se tenir droits ; la marche
leur est pénible. Quelques-uns, cependant, surmontent la douleur, et continuent de vaquer à leurs occupations ;
mais le plus grand nombre sont obligés de garder le repos, et même le lit.

La tumeur augmente avec la douleur; elle a la forme ovoïde : peu à peu elle s'amollit, la matière se forme, on la sent à travers la peau, qui s'amincit dans un des points de la tumeur; c'est ce que l'on désigne sous le nom de *fluctuation.* Ce moment est celui que le chirurgien doit attendre pour ouvrir le bubon avec l'instrument tranchant.

Quand on abandonne la maladie à elle-même, la matière use la peau petit à petit, à tel point qu'elle finit par s'ouvrir, et laisse écouler le pus que renferme le bubon; mais le malade souffre plusieurs jours de plus. L'ouverture est trop petite et ne permet pas au pus de s'écouler entièrement, ce qui rend la plaie souvent fistuleuse et difficile à guérir. Il vaut beaucoup mieux, si on en a la possibilité, confier le soin de cette opération à un chirurgien, qui fera tout ce qu'il faut faire en pareil cas (1).

Le bubon ouvert et la matière écoulée, il se guérit en assez peu de temps lorsqu'il ne survient pas d'accidens, comme, par exemple, la gangrène qui est à craindre quand il y a excès d'inflammation, ou faiblesse générale de l'individu ; c'est un des cas pathologiques qui demandent les plus grands soins, et il ne faut pas attendre qu'il soit arrivé pour se confier à un homme de l'art.

Traitement du bubon inflammatoire: Il se divise, comme celui des chancres, en traitement local et en traitement

---

(1) Nous avons décrit le bubon inguinal comme le plus commun, la marche des autres est tout-à-fait semblable. Il peut y en avoir un à chaque aine ; cela ne change rien aux symptômes : quelquefois ils ne se manifestent pas tous deux en même temps.

général ou anti-vénérien. Nous allons d'abord parler du premier.

Quelques praticiens conseillent *sérieusement* de faire résoudre les bubons, afin d'éviter une tumeur, et, par suite, une plaie dont les conséquences sont quelquefois fort désagréables. Il est très-vrai que le bubon ne doit être considéré que comme un accident, et qu'on désire toujours ne point voir paraître ce symptôme vénérien, puisque sans lui le traitement est plus prompt, plus facile, et le malade plutôt débarrassé ; mais je ne sais pas si ceux qui prétendent faire résoudre ou suppurer à volonté un bubon, croient beaucoup à l'énergie efficace des médicamens qu'ils emploient. Quand cesserons-nous de tout rapporter à nous-mêmes, et, comme la mouche du coche du bon La Fontaine, de nous attribuer des opérations auxquelles nous n'avons aucune part ? La nature dirige très-bien sa marche sans nous, et le plus souvent sans faire attention aux fameux moyens que nous employons , quelquefois contre son vœu. C'est surtout en médecine que les systèmes exclusifs sont dangereux. Heureux le médecin qui sait deviner la nature, et la seconde sans la contrarier! Celui-là obtiendra des succès moins brillans , sans doute, mais plus solides et plus satisfaisans que ceux que certains hommes obtiennent par les brillantes théories qu'ils établissent plutôt pour leur profit que pour celui de l'humanité. Revenons à notre sujet.

Si le bubon ne fait que commencer à se développer, il n'y a pas d'inconvéniens à employer les résolutifs; la nature quelquefois se décide à la résolution, et la tumeur commençante disparaît sans abcéder. Ces résolutifs seront : un emplâtre d'onguent *vigo cum mercurio*, une friction faite tous les jours sur la glande avec un demi-gros d'*onguent mercuriel*, l'un ou l'autre de ces moyens, ou l'un et l'autre si l'on veut, c'est-à-dire qu'après avoir fait la friction, on pourrait appliquer l'emplâtre qui tient assez bien sur la peau, si l'on a la précaution de bien essuyer l'onctuosité que laisse la friction, et qui s'opposerait à l'adhérence de l'emplâtre (1). Lorsque la glande *se*

____

(1) Je pourrais bien indiquer des résolutifs plus forts, mais je suis trop convaincu de leur inutilité pour en parler. J'ai dit dans un autre ouvrage, et c'est une vérité connue de tous les praticiens de bonne foi : « Si la nature pré-» pare un abcès à la suppuration, en vain appli-» querez-vous les résolutifs les plus forts ; vous » en retarderez la marche, et par conséquent » la guérison ; mais vous ne la ferez jamais » rétrograder. Combien a-t-on vu de tumeurs » se résoudre sous les émolliens, et d'autres » suppurer sous les résolutifs !... » J'ai vu des malades garder des bubons trois mois sans échapper à la suppuration, parce qu'on s'était

fixe, qu'elle augmente de volume, que le malade éprouve des élance-mens dans la tumeur, qu'il y a de la chaleur et beaucoup de sensibilité, il faut de suite appliquer les émolliens pour hâter la maturité du bubon ; c'est la seule terminaison que l'on doive attendre.

Cataplasme Nº II.

Prenez : racine de guimauve..... une once.

Faites bouillir dans suffisante quantité d'eau pour faire une forte décoction.

Ajoutez à cette décoction suffisante quantité de mie de pain blanc, et faites cuire le tout à la consistance de cataplasme, c'est-à-dire, ni trop liquide ni trop épais.

La partie étant préalablement rasée, on appliquera le cataplasme, que l'on

---

obstiné à les faire *résoudre*. Ils en eussent été quittés en quinze jours si l'on eût sagement laissé agir la nature.

aura mis entre deux linges fins. On change ce topique trois ou quatre fois par jour, afin qu'il soit toujours chaud sur la tumeur; et lorsqu'on relève le premier, le second doit être tout prêt, et ainsi des autres, afin d'exposer le moins possible la partie malade au contact de l'air.

Nous commandons si peu à la nature, qu'il arrive souvent que le bubon se résout quand on croit qu'il va abcéder, et qu'on a tout fait pour en venir le plus promptement possible à cette terminaison. On s'aperçoit aisément de la nouvelle direction que prend la maladie; les douleurs diminuent, la tumeur s'affaisse et s'amollit, la peau devient souple, et l'inflammation disparaît peu à peu. Il est inutile d'appliquer des résolutifs pour seconder cette disposition; cela ne pourrait que la déranger: il vaut mieux continuer à suivre la même méthode jusqu'à ce que la tumeur soit assez insignifiante pour qu'on ne s'en occupe plus. Si au lieu de se fondre le bubon marche franchement vers la suppuration, il ne faut pas attendre qu'il s'ouvre de lui-même ; nous en avons dit les inconvéniens. L'on doit prudemment se mettre entre les mains d'un chirurgien qui, en raison de ses connaissances médicales, pourra remédier aux accidens qui surviennent quelquefois, et qui sont toujours occasionnés par l'état pathologique du malade lui-même. Cependant, il ne faut pas croire qu'un bubon ne peut guérir sans la main du chirurgien, l'expérience prouve le contraire; mais nous voulons dire que son ministère est souvent très-utile, quelquefois indispensable ; et que, dans tous les cas, sa présence ne peut qu'améliorer l'état des choses, et rendre la guérison plus prompte et plus sûre. Lorsque le bubon sera ouvert, soit naturellement, soit par la main du chirurgien, on continuera quelque temps encore l'usage du cataplasme, afin de favoriser la fonte de toutes les duretés qui environnent la tumeur et les amener à la suppuration. Comme l'ouverture est très - petite quand elle s'est faite d'elle-même et que la matière peut à peine y passer, il faut avoir soin, à chaque pansement, de presser légèrement avec les doigts, en déprimant la tumeur pour la vider peu à peu ; il faut aussi avoir la précaution d'introduire dans la petite ouverture un peu de charpie, afin d'empêcher qu'elle se ferme avant que la suppuration soit entièrement terminée. Lorsque le bubon n'est plus douloureux, et qu'il commence à donner moins de matière, on peut remplacer le cataplasme par un emplâtre de *diachilum gommé*, que l'on dispose de la grandeur convenable pour l'appliquer sur la partie malade, ayant soin de mettre un peu de charpie sur la plaie, afin d'absorber la suppuration.

Quelquefois les duretés qui environnent le bubon fondent difficilement; on conseille, dans ce cas, de faire une friction, matin et soir, sur toute la partie engorgée, avec la grosseur d'un pois environ d'onguent mercuriel.

Traitement général ou anti-vénérien : Le même que pour les chancres. (*Voyez* page 72.) On aura seulement égard aux observations suivantes : Lorsqu'il y a un chancre, et qu'il guérit à mesure que le bubon paraît, comme cela arrive souvent, on peut administrer de suite les mercuriaux, en commençant, toutefois, par le purgatif et l'eau de chiendent N° I, pendant quelques jours seulement, pour préparer le malade ; ensuite on donnera la tisane N° II jusqu'à la fin du traitement, quelles que soient les pilules dont on fasse usage. Si au contraire les chancres persistent avec inflammation, malgré la formation du bubon, ce qui est assez rare, on attendra la cessation des accidens pour donner les mercuriaux, ainsi qu'il a été dit au traitement du chancre. On observe que les pilules N° I, du traitement de la gonorrhée, ont beaucoup moins que les autres l'inconvénient d'exciter l'inflammation.

Régime : Les alimens doux et délayans, les végétaux de préférence à la viande, principalement pendant le temps de l'inflammation. Si la suppuration est abondante, diminution des alimens; s'il survient des accidens par excès de vitalité (force de tempérament), diète sévère, suspension de la tisane sudorifique N° II, pour donner en abondance l'eau de chiendent. Si au contraire le malade est faible, d'un tempérament lymphatique et d'une constitution chétive , on donnera un peu de bon vin , des alimens fortifians et faciles à digérer : on évitera soigneusement les acides et crudités pendant la durée du traite-ment.

Hygiène : Tant que le bubon n'est pas ouvert, les malades peuvent se livrer à leurs occupations ordinaires, si la douleur ne les oblige pas à garder le repos; mais lorsqu'il est en suppuration, il est prudent de prendre le moins d'exercice possible, afin de ne pas provoquer le développement d'une inflammation qui pourrait avoir des suites funestes. Les bains sont très-utiles pour faciliter soit la résolution , soit la maturité du bubon ; mais lorsqu'il est ouvert, il faut être très-réservé sur leur usage.

Deuxième classe , bubons indolens : Ces sortes de bubons sont les plus dé-

sagréables et les plus difficiles à guérir;
ils sont ordinairement *consécutifs*,
c'est-à-dire qu'ils surviennent après
que la vérole a fait son invasion générale : ils ne se montrent pas toujours aux aines ; les aisselles, la partie
supérieure du cou, les glandes qui
sont situées derrière l'angle de la mâchoire inférieure en sont quelquefois
affectées. Ils se développent le plus
communément chez les sujets d'un
tempérament lymphatique et qui ont
eu, dans leur jeunesse, des engorge-
mens scrophuleux.

Marche et symptômes : Ces bubons
ne sont pas douloureux, et la peau ne
change point de couleur. Les malades
ne s'en aperçoivent que par le volume
que les glandes acquièrent progressivement ; mais avec plus ou moins de
lenteur. Il se passe quelquefois des
années avant que le bubon ait terminé
son accroissement, ou qu'il ait pris

une terminaison définitive. Quelquefois, mais rarement, soit par l'effet des remédes, soit par l'effet d'une disposition accidentelle du malade, il se développe un mouvement inflammatoire qui entraîne la suppuration. D'autres fois la résolution s'opère lentement; et c'est ce qui peut arriver de plus heureux; mais le plus souvent il faut avoir recours aux moyens chirurgicaux.

Traitement local: La résolution étant la terminaison la plus désirable pour ces sortes de tumeurs, il faut employer tous les moyens possibles pour l'obtenir. Les frictions avec un demi-gros d'onguent mercuriel sont conseillées, ainsi que l'application d'un emplàtre d'onguent *vigo.* Le liniment volatil indiqué page 65, pour le testicule vénérien indolent, a souvent produit de bons effets. Enfin, un praticien fort recommandable, M. Mouton, a retiré de grands avantages d'un cataplasme fait avec la colophane en poudre, délayée avec du vinaigre (1), qu'il appliquait à nu sur la partie malade.

Quelquefois ces sortes de bubons résistent à tous les médicamens, et l'on est obligé d'y appliquer la potasse caustique pour en opérer la fonte. Cette opération est assez délicate, et doit être faite par un chirurgien exercé.

Traitement général : Après avoir purgé le malade une fois ou deux, on lui donnera de suite la tisane sudorifique N° II (*voyez* page 86). On laissera quatre à cinq jours le malade à l'usage

____

(1) Cette pratique est citée avec éloge dans l'excellent Traité de M. Lagneau. Je suis étonné que la plupart des praticiens qui ont écrit sur la maladie vénérienne aient négligé de conseiller les douches ; ce moyen me paraît très-propre à décider la résolution des bubons indolens.

de la tisane seulement, et pendant ce temps il prendra quelques bains chauds. Si c'est un homme, et qu'il soit velu, on lui rasera la partie interne des jambes et des cuisses. Le jour marqué pour commencer le traitement, le malade se placera devant un bon feu ou sur son lit si c'est en été, et il se frictionnera la partie interne de l'une des jambes avec un demi-gros d'*onguent mercuriel*. Le lendemain il fera la même opération à la cuisse du même côté, mais avec un gros d'onguent. Le surlendemain il fera la friction sur la jambe opposée avec un gros et demi, et le quatrième il emploiera deux gros sur la cuisse. Arrivé à ce terme, il ne fera la friction que tous les deux jours, en observant la marche que nous venons de prescrire, c'est-à-dire qu'il ne fera pas deux frictions de suite sur la même partie. Si le bubon était aux parties supérieures du corps, comme les aisselles, le cou, etc., on ferait les frictions aux bras et aux avant-bras pour que l'effet du mercure soit plus immédiat. Cependant, lorsque des considérations particulières en empêchent, on peut les faire également aux jambes et aux cuisses.

Le frictions doivent durer un quart d'heure, pendant lequel on ne doit pas cesser de frotter, afin de faire absorber tout le mercure s'il est possible. Il est inutile, comme le font certaines personnes, de frotter de manière à se rougir la peau; une friction *douce*, faite avec continuité, est infiniment préférable. Si le malade est trop faible pour se frictionner lui-même, un aide pourra le faire à sa place, ayant la précaution de munir sa main d'un gant pour ne pas absorber une partie du médicament destiné à l'individu frictionné. Pendant le cours de ce traitement on fera un usage fréquent des bains chauds, pour enlever l'enduit graisseux déposé par l'onguent mercuriel, qui, en bouchant les pores de la peau, s'opposerait à l'action des vaisseaux absorbans.

Tous les hommes n'ont pas la même force et le même tempérament. Il en est qui supportent facilement une forte dose de mercure ; d'autres, et surtout des femmes, qui ne peuvent en recevoir qu'une petite quantité (1) ; c'est pourquoi nous engageons les personnes qui seront obligées de subir ce traitement, à observer avec attention l'effet qu'il produira sur elles. Lorsque la dose de mercure est trop forte, il porte son action sur la bouche ; le matin,

____

(1) Les personnes faibles ne peuvent supporter qu'une petite dose de mercure ; mais aussi elle agit sur elles avec autant d'action que la forte dose sur les personnes robustes. Il en est de même de tous les médicamens.

principalement, un goût de métal se
fait sentir, à peu près comme si l'on
avait gardé des pièces de mauvais ar-
gent dans l'intérieur de la bouche. Les
glandes amygdales se gonflent et deviennent douloureuses; la déglutition
se fait difficilement; les gencives s'engorgent, et saignent à la moindre pres-
sion. Quelquefois il survient des aph-
thes et des ulcérations qui, au premier
abord, pourraient être prises pour des
chancres. Enfin, la salivation survient,
et avec elle tous les accidens qui l'accompagnent ordinairement.

Il ne faut pas attendre que les choses
soient à ce point pour suspendre ou
diminuer l'emploi du mercure. Dès
que le goût métallique se fait sentir
un peu fortement, il faut diminuer la
dose de la friction. S'il survient, malgré cela, du gonflement aux amygdales
et aux gencives, que le malade éprouve
de la douleur au passage des alimens,

il faut tout suspendre, donner une purgation, et mettre à l'usage de l'eau de chiendent, ou de toute autre semblable, pendant quelques jours. Lorsque les accidens auront cessé, on recommencera le traitement à petite dose et avec précaution, augmentant graduellement et doucement pour connaître le degré que le malade peut supporter sans être incommodé.

Lorsque le malade aura pris vingt frictions (1), on cessera ce mode de traitement; et si la cure du bubon n'est pas encore terminée, soit par résolution, soit par suppuration, on suivra pendant quelque temps le traitement de la vérole confirmée. (*Voyez* cet

____

(1) Si les malades, par quelques considérations particulières, ne peuvent absolument suivre le traitement par les frictions, ils feront usage du traitement anti-vénérien indiqué pour les chancres.

article.) Cependant, quand on aura raisonnablement fait usage de ce dernier,
si le bubon persiste, il sera prudent
de prendre conseil d'un homme de
l'art; car souvent la maladie devient
purement locale, et ne tient plus à
l'affection vénérienne.

Régime : Les toniques conviennent
toujours pour exciter l'action des forces vitales, qui est en défaut dans cette
maladie. Les malades feront usage de
bons alimens, d'un peu de bon vin,
de chocolat, quelquefois un peu de
café, des viandes légères et succulen-
tes, etc. etc.... Mais il faut toujours
éviter les crudités pendant l'emploi du
mercure.

Hygiène : Autant l'exercice est nui-
sible avec les bubons inflammatoires,
autant il est nécessaire avec ceux-ci.
Afin d'exciter la sensibilité, les malades
prendront souvent des bains, principalement pendant le temps des fric-

tions, et auront soin de ne pas garder sur eux des bijoux d'or, parce que le mercure blanchit ce métal. Ils prendront les plus grandes précautions pour se mettre à l'abri des variations de température. Le froid, et surtout le froid humide, fait porter le mercure à la bouche, et provoque la salivation. Si les malades ne sont pas dans la possibilité de prendre des bains, ils se contenteront de laver, avec de l'eau de savon, les parties qui auront été frictionnées.

DES PUSTULES VÉNÉRIENNES.

LES pustules se divisent, comme la plupart des accidens vénériens, en *primitives* et en *consécutives* ou secondaires. Les primitives sont des tumeurs larges, plates, arrondies, qui surviennent ordinairement, chez les femmes, à la face interne des grandes lèvres; sur le gland, quelquefois sur la verge

6

ou le scrotum chez les hommes; et, pour les deux sexes également, aux environs de l'anus. Elles sont toujours humides. (*Voyez*, pour les consécutives, le traitement de la vérole confirmée.)

Marche et symptômes : Elles paraissent ordinairement six ou huit jours après le coït impur ; mais quelquefois ce n'est qu'après quinze jours et même un mois. Ces petites tumeurs sont humides, et leur surface fournit un fluide muqueux assez abondant. Cette humeur a une odeur particulière qui la fait aisément reconnaître pour peu qu'on ait eu occasion de voir cette maladie précédemment (1). Ces symp-

----

(1) Les auteurs n'ont pas rangé cette affection dans la classe des symptômes primitifs de la vérole. M. LAGNEAU l'admet positivement, et j'ai eu aussi occasion de l'observer dans ma pratique.

tômes vénériens se manifestent plus ordinairement chez les femmes, et particulièrement chez celles qui négligent les soins de propreté ; ils cèdent assez facilement au traitement convenable.

Traitement local : Il suffit quelquefois d'une rigoureuse propreté pour faire disparaître cette affection ; des lotions avec l'eau salée réussissent souvent sans autre médicament. Quand les pustules sont plus rebelles, et qu'elles n'ont point d'inflammation, on peut employer le mélange suivant pour laver les parties malades :

Eau phagédénique.

Prenez : eau de chaux........ une livre.
— Muriate de mercure sur-
    oxidé................. trente grains.
    Mêlez pour l'usage externe.

Enfin, si la partie affectée de pustules permet d'y appliquer un topique, on emploiera l'onguent mercuriel pur, ou affaibli avec un peu de cérat simple, étendu sur un petit plumaceau de charpie.

Traitement général: Le traitement anti-vénérien de la gonorrhée virulente.

Régime: Les mêmes précautions pendant l'usage des mercuriaux.

Hygiène: La propreté la plus rigoureuse, tant pour la maladie elle-même que pour la tenue du corps. Les malades changeront souvent de linge, et préféreront celui qui sera blanc de lessive. Les grands bains ne doivent pas être négligés, indépendamment des lotions prescrites; l'exercice modéré du corps, et surtout l'air pur de la campagne, seront très-salutaires,

Quelques remarques indispensables sur le mode de traitement adopté dans cet ouvrage.

Nous ne nous sommes point arrêtés à commenter ni à réfuter les divers traitemens proposés ou mis en pratique pour la maladie vénérienne; nous avons de suite indiqué celui que la lecture des bons auteurs, et nos propres observations, nous ont mis à même de considérer comme le meilleur, et nous nous sommes abstenus de parler des autres, dans l'intention d'éviter aux malades et aux praticiens l'embarras du choix. La dose à laquelle nous avons prescrit les médicamens est celle qu'une personne adulte, d'une force médiocre, peut supporter sans inconvénient; néanmoins, comme il est impossible de graduer d'avance les doses suivant la force des malades, qui peut varier à l'infini, on diminuera soi-même, s'il est nécessaire, d'après l'effet qu'elles produiront. Ainsi, par exemple, si quatre pilules par jour causaient des coliques ou des douleurs d'estomac, on en donnerait trois seulement; si les trois fatiguent encore trop, on en donnera deux, et ainsi du reste : on en est quitte pour continuer le traitement un peu plus long-temps, afin d'être assuré que la quantité du remède est suffisante pour détruire la maladie.

Il ne faut pas inférer, de ce que nous venons de dire, qu'une personne fortement constituée pourrait, sans inconvénient, prendre des doses plus fortes que celles que nous prescrivons, et serait même plus tôt guérie. Des malades trompés par ce faux raisonnement, ont failli en être victimes; la force musculaire ne constitue pas à elle seule la force de tempérament, et nous ne pouvons point, à cet égard, nous en fier aux signes extérieurs. On ne doit jamais prendre au-dessus de la quantité de médicamens que nous avons prescrite pour chaque formule, et l'on doit se conformer à ce que nous avons dit relativement à la manière d'en faire usage, quel que soit, d'ailleurs, le degré de force dont soient pourvus les malades.

On sera peut-être étonné de voir presque tous les médicamens que nous employons préparés sous forme de pilules, après avoir, au commencement de l'ouvrage, blâmé ces sortes de préparations ; mais on doit se rappeler que nous leur avons principalement reproché la dureté qu'elles acquéraient à la longue : or, cette dureté ne peut être acquise dans le peu de temps nécessaire à la consommation des nôtres, puisque toutes nos formules ne sont que pour vingt-quatre pilules, et que l'on en prend trois et même quatre

par jour; encore faut-il, autant que
possible, tâcher de les conserver dans
un endroit frais; car des pilules por-
tées dans la poche, par exemple, pendant cinq ou six jours, deviendraient
trop dures pour être facilement digé-
rées. Si l'on est en voyage, il faut avoir
la précaution, quand les bols commencent à durcir, de les faire dissoudre dans un peu d'eau tiède sucrée;
autrement, elles ne feraient pas d'effet.
Nous en avons dit la raison. Il y a des
personnes qui sont toujours obligées
de prendre ce moyen, parce qu'elles
ne peuvent pas avaler ces petits corps
ronds; enfin, nous nous sommes dé-
cidés à donner ces formules, parce
qu'elles rendent le traitement plus facile, et se prêtent plus aisément au
mystère dont il faut quelquefois l'en-
vironner.

Réflexions générales sur le danger de ne point se traiter radicalement.

Si l'on a suivi avec un peu d'attention ce que nous avons dit des divers symptômes de la vérole primitive, on a pu voir qu'ils cèdent assez facilement à un traitement bien dirigé. Pourquoi donc tant de personnes vieillissent-elles avec cette dangereuse affection ? C'est que généralement on ne se fait pas une juste idée du danger qui l'accompagne, et des funestes conséquences qui la suivent. Les malades, trompés par une apparente guérison, restent dans une imprudente sécurité, et se laissent envahir par l'ennemie cruelle qui doit plus tard les accabler de souffrances.

C'est un grand malheur, sans doute, de contracter la syphilis ; mais c'en est un bien plus grand encore de négliger de la guérir. Cependant, les jeunes gens regardent une première infection comme un léger accident; et s'ils en éprouvent du regret, ce n'est que parce qu'ils sont obligés de s'arrêter un moment dans le cours de leurs débauches. On se hâte de se traiter, mais seulement jusqu'à la guérison des symptômes apparens, pour se livrer avec plus d'ardeur que jamais à la fougue des passions. Heureux encore quand la dépravation et l'oubli de toutes convenances sociales ne portent pas les hommes à braver la douleur pour aller, au risque d'empirer leur état, propager le fléau dont ils sont les victimes!... Ah! malheureux, arrêtez!... vous vous préparez des jours de désespoir, et vous expîrez cruellement, dans quelques années, un instant d'égarement.

La force de la jeunesse étouffe, pour ainsi dire, l'action délétère du virus vénérien; mais la vieillesse arrive, et les forces vitales s'affaiblissent. Les organes n'ont plus assez d'énergie pour résister aux attaques qu'ils éprouvent; alors, la maladie vénérienne, long-temps cachée ou assoupie, se montre mille fois plus terrible que lors de sa première invasion; des ulcères dégoû-tans rongent les parties charnues, les os se gonflent et deviennent la proie de la carie; le visage, et surtout le nez, est le siége que semble affection-ner cette terrible maladie; il découle des fosses nazales une sanie infecte, qui est le caractère de l'affection hor-rible connue sous le nom d'*ozène*. Des douleurs atroces dans toutes les parties du corps ne laissent aucun repos aux malades. Enfin, après un temps plus ou moins long de souffrances intolé-rables, la mort la plus terrible vient mettre fin aux tourmens de ces mal-heureux.

Mais si la considération de leur propre santé touche peu les hommes, que ce soient au moins les conséquences funestes qui doivent en résulter. Comment un homme infecté du virus vénérien ose-t-il souiller la couche nuptiale? comment ose-t-il empoisonner de ses caresses impures l'épouse timide qui le reçoit dans ses bras? Ne commet-il pas un véritable assassinat, celui qui, sans morale et sans foi, détruit la santé d'une femme dont il est le protecteur naturel, d'une femme dont le sang, pur jusque alors, reçoit pour la première fois la funeste impression d'un virus contagieux, dont elle ignore peut-être jusqu'à l'existence!... Ce n'est pas tout encore : un enfant doit naître de cette union malheureuse. Innocente créature, puisse-tu trouver dans le sein de ta mère un principe générateur qui te protège contre le poison que tu reçus avec l'existence, ou périr avant de voir le jour (1)! Mais il n'est pas assez heureux pour mourir; il arrive au terme fixé par la nature, et c'est pour être un témoin irrécusable du libertinage et de la mauvaise foi de son père. La syphilis est empreinte sur ses traits; déjà il en éprouve les douleurs, peut-être même tous les symptômes. Bientôt ils se développent, et, après quelques mois de souffrances non méritées, la mort ravit un homme à l'état, un défenseur à la patrie, un fils à la tendresse d'une mère!...

S'il survit à ses maux, c'est bien pis encore; il traîne péniblement une existence fragile au milieu de toutes les

---

(1) Par un heureux effort de la nature, un enfant né d'un père vénérien peut venir au monde sans aucune trace d'infection, quand il a été conçu dans le sein d'une femme saine et d'un bon tempérament; malheureusement cela est rare.

vicissitudes d'une santé déplorable;
quelquefois vieillard enfant, accablé
d'infirmités, il reste sur un lit de douleurs, et chacun de ses gémissemens
doit, si tout sentiment humain n'est
pas étouffé, retentir dans le cœur de
celui qui est cause de ses souffrances....
Ah! pour l'honneur de l'humanité,
croyons que si de pareils malheurs
arrivent, l'ignorance seule les a pro-
duits. C'est pour les éviter que ce livre
a été fait. Puisse-t-il remplir le but de
son auteur (1)!

(1) Un homme du peuple amena un jour
son enfant à la consultation d'un des hôpitaux
de Paris, à laquelle je me trouvais. Ce malheureux enfant était dans un état déplorable.
Le père avait eu pour symptômes vénériens
un chancre qu'un individu lui avait cautérisé
à diverses reprises, en lui assurant qu'il n'y
avait aucun danger.... et l'enfant se mourait
sous l'empire de la maladie vénérienne. Charlatans, voilà votre ouvrage!...

Syphilis générale (*vérole confirmée*).

La syphilis, lorsqu'elle est abandonnée à elle-même, ne tarde pas à envahir toutes les parties du corps et à se combiner avec elles d'une façon malheureusement trop intime. Il est difficile de fixer d'une manière précise l'époque de cette invasion; cela dépend de l'activité du virus, du tempérament du malade, ou de quelque cause déterminante. C'est ordinairement dans le cours des trois mois qui suivent l'infection primitive. La syphilis n'attaque pas d'abord tous les systèmes à la fois, elle suit une marche progressive depuis les membranes muqueuses et les glandes par lesquelles elle commence, jusqu'aux os, qui, malgré leur organisation solide et peu irritable, ne peuvent échapper à son action. Pour faciliter notre travail et l'intelligence du lecteur, nous allons d'abord ranger par ordre les divers symptômes de la vérole confirmée. Nous traiterons ensuite de chacun d'eux en particulier, et nous les réunirons tous dans le même mode de traitement général, n'existant de différence bien sensible que pour le traitement local.

PREMIÈRE PÉRIODE. *Système cutané:*

Chancres secondaires ,
Ulcérations superficielles,
Pustules,
Excroissances.

DEUXIÈME PÉRIODE. *Système osseux :*

Douleurs,
Exostoses,
Carie.

VARIÉTÉS. *Affection des organes internes:*

Phthisie pulmonaire,
Ophthalmie,
Diarrhée rebelle, etc. etc.

Chancres secondaires.

Les chancres secondaires sont ceux qui surviennent plus ou moins long-temps après l'infection primitive. Ils affectent ordinairement les parties éloignées du lieu qui a subi l'absorp-tion du virus. Cependant, on les voit quelquefois aux parties génitales. Il faut bien faire attention de ne pas con-fondre les chancres vénériens avec les ulcères scorbutiques. Les premiers commencent toujours par attaquer le fond de la gorge, et se portent difficile-ment vers les gencives, encore n'est-ce qu'après un temps plus ou moins long. Les seconds, au contraire, se manifes-tent toujours aux gencives et à la partie interne des joues, pour se porter en-suite vers la gorge, mais avec aussi peu de tendance naturelle, que les ulcères vénériens en ont pour les parties an térieures de la bouche.

Les chancres secondaires affectent
le fond de la gorge, le voile du palais,
les piliers, la luette, la voûte palatine,
les glandes amygdales (1); ils affectent
aussi les parties internes, et quelquefois les parties externes du nez : souvent ils ont une action si active sur
toutes ces parties, qu'ils les détruisent
en peu de temps; les cartilages, et
même les os en éprouvent les tristes
effets; la carie s'en empare, elle les
perce ou les dénature entièrement.
Nous voyons tous les jours des malheureux à qui il ne reste plus vestige
du nez; d'autres qui ont le plancher
des fosses nazales percé en plusieurs en-

---

(1) Les glandes amygdales, ainsi que les autres parties de l'arrière-bouche, sont fort sujettes aux inflammations et à des érosions qu'il
ne faut pas confondre avec les chancres vénériens. Si le malade n'est pas sûr de son état,
il faut qu'il fasse voir sa bouche à un médecin
avant de hasarder les mercuriaux.

droits, des fistules dégoûtantes, etc. etc.

Marche et symptômes : L'apparition des ulcères gutturaux (de la gorge) est précédée par un sentiment de gêne dans l'arrière-bouche, que le malade prend souvent pour une de ces inflammations légères produites par l'exposition au froid ; mais quand, après ce temps, la persévérance de la douleur porte à examiner la gorge, on est surpris d'y voir une ou plusieurs ulcérations.

Les chancres du nez, quand ils sont à l'extérieur, se font aisément connaître ; mais intérieurement ils s'annoncent par une douleur sourde à la partie qui doit en être le siége. Lorsqu'ils sont assez près de l'orifice des narines, on voit que leur surface est couverte d'une escarre blanchâtre ou d'une croûte brune ; que leur pourtour est enflammé, et qu'enfin ils

présentent tous les caractères des autres ulcères syphilitiques.

Les chancres secondaires des parties
génitales ressemblent, par leurs caractères extérieurs, aux chancres primitifs. (*Voyez* page 75.)

Traitement local (1) : Il est subor-
donné aux symptômes que présentent
les chancres, et à leur degré d'inflammation. S'ils sont très-douloureux, il
faut employer les adoucissans, en gar-
garismes pour la gorge, en fumigations,
en lotions ou en injections pour le nez.
Le lait tiède, les décoctions d'orge, de
graine de lin ou de guimauve, sont
très-employées, par exemple.

---

(1) Pour les ulcères secondaires on peut administrer de suite le traitement général conjointement avec le traitement local, et sans
attendre que l'inflammation soit dissipée ; il
est même quelquefois assez urgent de se hâter
pour en arrêter les progrès.

Gargarisme adoucissant.

Prenez : décoction d'orge ou de graine de lin ,
quatre onces.
Ajoutez : miel.............. deux onces.

Autre plus calmant.

Prenez : décoction de racine de guimauve et
de tête de pavot... quatre onces.
— Miel............... une once et demie.
— Laudanum liquide.. dix à quinze gouttes.
Mêlez.

On gargarise le plus souvent possible, ou, si les chancres sont dans l'intérieur du nez, on y fait des injections au moyen d'une petite seringue. S'ils sont aux parties génitales, on les fait baigner comme il a été dit pour les chancres primitifs. (*Voyez* page 82.)

Lorsque les chancres ne présentent plus aucune trace d'inflammation, on fait usage du mélange suivant pour gargarisme, pour bains ou pour lotions.

Gargarisme anti-vénérien.

Prenez : décoction d'orge, quatre onces.
— Liqueur de Van-Swie-
ten .... une once et demie.

On emploie ce gargarisme comme les précédens.

Traitement général : (*Voyez* traitement général de la syphilis confirmée.)

Régime : Idem.

Hygiène particulière : Éviter avec soin tout ce qui peut échauffer le sang. Le malade fera usage d'alimens doux, et surtout faciles à avaler si les chancres sont à la gorge. Il prendra pour boisson ordinaire une légère tisane d'orge, adoucie avec un peu de miel. Il fera usage des bains tièdes, et particulièrement des bains de pieds.

Ulcérations superficielles.

QUELQUEFOIS au lieu de chancres il survient à la bouche, aux fosses nazales ou aux parties génitales, des ulcérations qui occupent une assez grande étendue sans gagner en profondeur. Ces ulcères superficiels doivent être traités également par les anti-vénériens (1).

Traitement local : Si la surface des ulcérations est très-enflammée, on fera usage des moyens employés pour les chancres. Sur la fin on peut les toucher plusieurs fois le jour avec un petit pinceau de charpie, trempé dans la mixtion suivante :

Prenez : miel rosat............ une once.
— Extrait de ciguë .... demi-gros
— Acide muriatique.......... demi-gros.
Mêlez.

---

(1) Il y a un troisième genre d'ulcérations vénériennes : ce sont des ulcères longs et étroits, ou plutôt des gerçures qui ont, le plus souvent, leur siége au bord de l'anus : on les nomme *rhagades*. Le traitement est le même que pour les chancres.

Traitement général: (Voyez le traitement de la syphilis confirmée.)

Régime : Idem.

Hygiène: La même que pour les chancres.

Pustules secondaires.

LES pustules secondaires sont des
élévations de différentes formes, presque tóujours d'une couleur cuivreuse,
qui surviennent sur la peau, principalement aux endroits recouverts des
vêtemens. Elles paraissent avoir été un
des premiers symptômes de la syphilis
lors de l'apparition de cette maladie ;
cette idée fortifierait l'opinion de ceux
qui pensent que la maladie vénérienne
est une dégénérescence de la lèpre.
Quoi qu'il en soit, les pustules étaient
beaucoup plus communes autrefois
qu'à présent, et les anciens nous en
ont donné des descriptions nombreuses et fort exactes.

Il y a plusieurs sortes de pustules, et l'on a donné à chacune un nom particulier. Nous avons parlé de celles qui sont plates et humides dans la série des symptômes primitifs; nous n'y reviendrons pas; et, pour faciliter notre marche et ne point nous embarrasser de mots superflus qui rendraient l'application du traitement plus difficile, nous dirons que les pustules peuvent se diviser en pustules bénignes et en pustules malignes.

Les pustules *bénignes* sont celles dont la grandeur n'excède pas ordinairement le diamètre d'une large lentille. Elles ne fournissent jamais de matière, et guérissent aisément par le seul effet des mercuriaux.

Les pustules *malignes* sont celles dont la grandeur, très-variable, surpasse ordinairement celles dont nous venons de parler. Leur surface est croûteuse, squameuse ou ulcérée. Elles sont beaucoup plus rebelles que les précédentes.

Traitement local: Le traitement local pour les pustules *bénignes* se borne aux soins de propreté, puisqu'elles cèdent facilement aux médicamens internes; mais il n'en est pas de même pour les pustules *malignes;* elles exigent presque toujours l'application d'un topique conjointement avec les anti-vénériens. Les frictions faites avec le mélange suivant, produisent presque toujours d'heureux effets :

Prenez : onguent napolitain.... demi-once.
— Cérat de Galien............ une once.
Mêlez.

Monsieur le professeur CULLERIER a obtenu de bons effets de l'application de l'eau salée mêlée avec un peu d'eau-de-vie. Il a observé plusieurs fois que l'emploi de ce moyen prévenait les taches brunes et cuivreuses qui sub-

sistent souvent plus d'une année après
la guérison des pustules. Cela n'empê-
cherait pas l'usage de quelques frictions avec le cérat mercuriel, comme
nous l'avons dit plus haut.

Traitement général: Celui de la syphilis confirmée.

Régime: Idem.

Hygiène: La plus grande propreté,
l'usage des bains, un exercice modéré
du corps, et surtout l'air pur de la
campagne.

Excroissances.

Nous comprenons dans cette dénomination générale toutes les végétations vénériennes qui surviennent à
la peau, telles que *verrues, choux-
fleurs, poireaux, condylômes, crétes
de coq,* etc. Toutes ces excroissances,
ou végétations, doivent leur existence
à la même cause, et le même traitement
leur convient. Nous dirons seulement,

pour plus grande clarté, que les végétations nommées poireaux, verrues,
choux-fleurs, se ressemblent toutes
par les caractères principaux, et qu'elles
surviennent toujours à la membrane
muqueuse des parties génitales, soit
au gland ou à la partie interne du
prépuce chez l'homme, soit au bord
ou à la partie interne des grandes
lèvres chez la femme; et que les
excroissances nommées condylômes et
crêtes de coq sont celles qui surviennent, aux deux sexes, aux environs
de l'anus.

Traitement local : Les simples végétations des parties génitales guérissent
ordinairement par l'effet du traitement
anti-syphilitique; mais les excroissances résistent quelquefois plus long-
temps. Pour les unes comme pour les
autres, on suivra la marche suivante :

Dans le cas où les végétations se-
raient accompagnées d'inflammation,

ce qui est assez rare, on commencerait
par la calmer au moyen des bains généraux et locaux, principalement avec
la décoction indiquée page 80, pour
les chancres inflammatoires. Lorsqu'elle est entièrement dissipée, on
peut attendre un peu l'effet des médicamens internes; car il ne faut pas
imiter ceux qui se hâtent de détruire
les végétations sans avoir préalablement traité la maladie. Les malades,
trompés par l'apparence, se croient
guéris, et s'exposent innocemment
aux funestes conséquences qui doivent
résulter de leur erreur dans un temps
plus éloigné.

Lorsque après le traitement interne
les excroissances ou les végétations
persistent, on doit chercher à les détruire, en commençant par les moyens
les plus simples, et augmentant d'activité, suivant la résistance qu'on
éprouve.

Premier moyen : On couvre les excroissances ou les végétations avec de la *poudre de Sabine*, et on a soin, à chaque pansement, de bien laver la partie avec de l'eau tiède, animée d'un peu d'eau-de-vie. Pour les végétations à la vulve et à l'anus, sur lesquelles il serait difficile de maintenir la poudre si on l'appliquait sèche, on prendra un peu de cérat, et on y incorporera autant de poudre qu'il pourra en recevoir, en le triturant dans un petit mortier ou bien avec une spatule. On fera, de cette manière, une pommade avec laquelle on enduira la partie affectée. Un pansement par vingt-quatre heures suffit, lorsque rien ne déplace le médicament.

Deuxième moyen : On lave bien exactement les parties malades avec la liqueur de Van-Swieten pure (1), et on

---

(1) Lorsque la liqueur de Van-Swieten est

les couvre ensuite d'un peu de charpie garnie du cérat mercuriel indiqué page 146 pour les pustules.

Troisième moyen : On lave plusieurs fois le jour les végétations avec la liqueur suivante :

Prenez : muriate de mercure suroxidé,

vingt grains.

— Eau de chaux .... demi-livre.

Mêlez, pour l'usage externe.

Enfin, les végétations sont quelquefois si nombreuses et si rebelles, que les médicamens ne peuvent en opérer la guérison. On est obligé de les détruire par le caustique, ou de les enlever à l'aide de l'instrument tranchant ; mais il n'y a qu'un chirurgien qui puisse employer ces moyens.

---

destinée à l'usage extérieur, il faut en prévenir le pharmacien pour qu'il la donne un peu plus forte que celle que l'on administre intérieurement.

Traitement général : Celui de la syphilis confirmée.

Régime : Idem.

Hygiène : Celle qui est indiquée pour les pustules.

Douleurs.

LES douleurs vénériennes ont un caractère qui leur est propre et qui les fait aisément distinguer des douleurs rhumatismales ou scorbutiques, c'est qu'elles augmentent d'intensité à l'approche de la nuit, et que la chaleur du lit, au lieu de les diminuer, comme cela arrive ordinairement pour les autres, ne fait que les augmenter.

Les douleurs vénériennes affectent particulièrement les os, et sont, par cette raison, nommées douleurs *ostéocopes;* mais quelquefois aussi elles affectent les parties charnues, et surtout les tendons des muscles; elles sont toujours lancinantes et profondes. Les malades éprouvent un sentiment de gêne et d'engourdissement insupportable dans les articulations , qu'ils attribuent faussement à la compression de leurs vêtemens. Quelquefois les douleurs vénériennes s'accroissent au point de ne plus laisser de repos aux malades. Nous avons vu un de ces malheureux dont les souffrances étaient si cruelles, qu'il n'avait d'autres moyens, pour se procurer un peu de relâche , que de prendre de l'opium à des doses extraordinaires ; et il s'était tellement habitué à l'action de ce médicament, qu'il n'en retirait plus aucun avantage, quoiqu'il l'eût porté à une dose que nous n'osons consigner ici.

Les médicamens externes ont très-peu d'action sur ces sortes de douleurs; la cause est trop profonde. On ne peut espérer leur guérison qu'au moyen du traitement anti-vénérien. (*Voyez* Traitement général.) Cependant, lorsque

la douleur se fixe sur une partie, on
peut essayer l'usage du liniment suivant, qui produit toujours de bons
effets.

Liniment.

Prenez : huile d'olive .... une once.
— Camphre en poudre ..... quinze grains.
— Laudanum liquide........ un gros.
— Ammoniac liquide....... demi-gros.

Mêlez, pour l'usage externe.

On frotte plusieurs fois le jour la
partie douloureuse avec ce liniment,
ayant soin d'agiter la bouteille chaque
fois, afin de bien mêler les diverses
substances qui le composent.

Souvent, à la suite des douleurs
ostéocopes, il survient des exostoses ou
d'autres maladies de l'os.

Exostoses, nodus, tumeurs gommeuses.

Les *exostoses* sont des tumeurs for-
mées par le gonflement total ou partiel
de l'os.

Elles surviennent toujours aux régions des os qui sont les plus rapprochés de la surface du corps, et qui se trouvent presque immédiatement sous la peau, telles que le crâne, le sternum, les clavicules, la face antérieure du tibia, etc.

Les exostoses récentes guérissent assez facilement par l'effet des mercuriaux, et n'ont pas besoin de traitement local; mais lorsqu'elles sont anciennes, elles nécessitent l'usage de quelques topiques.

Traitement local des exostoses anciennes : Il faut laver la partie malade avec de l'eau de savon ; ensuite, après l'avoir bien essuyée, faire une friction avec un quart ou un demi-gros d'onguent mercuriel, suivant la grosseur de l'exostose : on répète cette opération tous les deux jours. Si la place occupée par l'exostose permet l'application d'un emplâtre, on fera bien d'en placer un fait avec l'onguent *vigo cum mercurio,* étendu sur de la peau, et disposé de la grandeur convenable. On lève cet emplâtre seulement pour laver la partie et faire la friction comme nous l'avons dit plus haut. Si l'exostose était très-douloureuse, on remplacerait l'emplâtre vigo par le suivant, et l'on continuerait les frictions mercurielles. Cependant, s'il survenait de l'inflammation et de la douleur, on les suspendrait, ou on les ferait à des intervalles plus éloignés.

Emplâtre pour les exostoses douloureuse.

Prenez : emplâtre de ciguë...... demi-once.

—   — de savon ..... *idem.*

— Opium .... demi-gros.

Faites fondre le tout ensemble, et triturez exactement pour étendre sur de la peau.

Les exostoses ne disparaissent pas toujours par l'effet du traitement anti-vénérien ; ce n'est pas une raison pour le continuer au-delà du terme raisonnablement nécessaire pour guérir la syphilis. Lorsque après un traitement bien ordonné le gonflement des os ne disparaît pas, on doit regarder la maladie comme purement locale et l'abandonner à la nature.

Traitement général : Celui de la syphilis confirmée.

Régime : Idem.

Hygiène : Celle qui est indiquée pour les pustules ; seulement on observera que si l'exostose affecte les jambes, et que les douleurs qu'elles feront éprouver rendent l'exercice de la marche pénible, il faut s'en abstenir, le repos étant le meilleur remède dans ce dernier cas.

Les *nodus* et les *tumeurs gommeuses* sont des tumeurs qui se forment sur les os à la manière des exostoses ; elles sont accompagnées de douleurs et d'inflammation à la peau : elles ont, sous ce rapport, assez d'analogie avec les bubons. A l'ouverture de ces tumeurs on trouve presque toujours l'os carié ou gonflé.

Traitement local : Le même que pour les exostoses.

Dès que la tumeur s'amollira et qu'il y aura *fluctuation*, le chirurgien doit en faire l'ouverture afin d'empêcher, s'il est possible, la carie de l'os.

Traitement général : (*Voyez* Exostoses).

Régime : Idem.

Hygiène : Idem.

Carie des os.

La *carie* est une véritable gangrène des os qui les détruit et les ronge entièrement, si l'on ne se hâte d'en arrêter les progrès. Lorsque, par l'effet des médicamens ou par l'heureux effort de la nature, elle s'est arrêtée, il se fait un travail au moyen duquel la partie cariée se sépare de la partie saine, et la guérison s'opère. Aucun médicament externe ne peut hâter ni provoquer ce travail ; la nature le fait seule, et l'on ne peut que la seconder par un traitement sagement administré. La chirurgie, cependant, a fait d'heureuses tentatives, et de belles opérations ont été couronnées du succès ; mais ce n'est toujours qu'après avoir détruit le principe de la maladie qu'on a osé les tenter. Il ne faut donc point s'amuser à des applications insignifiantes pendant lesquelles on perd un temps précieux, qui sera bien mieux employé à combattre la maladie par le traitement interne.

Phthisie pulmonaire, ophthalmie, diarrhée rebelle, etc. etc.

Notre intention n'est pas de traiter de ces maladies. Nous les signalons seulement ici pour rappeler que nous avons dit que la maladie vénérienne était capable de produire toutes les maladies auxquelles le corps humain est exposé, *ou de se combiner* avec elles. Il est malheureusement vrai que la syphilis peut produire la phthisie, ou la faire développer chez un individu qui y serait disposé. Il en est de même des ophthalmies, des dysenteries et de toutes les lésions morbides des viscères; mais comme chacune de ces maladies rentre, par leurs caractères généraux, dans la classe des affections organiques, elles sont du ressort de la médecine proprement dite, et ne peuvent trouver place dans un Traité manuel. Nous désirons seulement appeler l'attention des malades et des praticiens sur cette considération essentielle, afin qu'ils ne perdent jamais de vue que le traitement anti-vénérien a seul la propriété de guérir les maladies causées par le virus syphilitique. Sans imiter

ceux qui ne voient dans toutes les affections que des maladies vénériennes,
les médecins doivent s'entourer d'une
sage méfiance, afin de saisir toutes les
nuances et les symptômes qui peuvent
les éclairer. Souvent on a reconnu la
syphilis pour cause de certaines maladies qui, au premier abord, en parais-
saient très-éloignées.

Considérations générales sur le traite-
ment de la syphilis confirmée.

Il n'y a point de maladie pour laquelle on ait conseillé un aussi grand
nombre de remèdes que pour la syphilis ; et lorsqu'enfin les médecins ont
reconnu l'efficacité du mercure, le
désir, louable sans doute, de perfec-
tionner la méthode curative, les a
portés à lui faire subir une infinité de
préparations différentes. Chaque auteur, mu par un sentiment paternel
pour le procédé auquel il donnait son

nom, l'a vanté et employé à l'exclusion
de tous les autres, et cela nous a produit une si nombreuse nomenclature
de préparations mercurielles, qu'un
volume suffirait à peine pour l'analyser.
Que prouve, en définitif, cette quantité de remèdes préparés avec le même
médicament, quoique sous des formes
différentes? C'est que le mercure, quelle
qu'en soit la préparation, quelle que
soit la forme qu'on lui donne, quelles
que soient les substances avec lesquelles on le combine, est toujours le
spécifique par excellence de la maladie
vénérienne; voilà pourquoi tous ceux
qui l'ont employé ont obtenu des succès à peu près égaux, mais qu'ils ont
annoncé avec plus ou moins de bonne
foi, car chacun est bien aise de faire
prévaloir sa méthode.

Le praticien est découragé lorsqu'il
ouvre les traités de maladies vénériennes. Il trouve quinze ou vingt trai-

temens offerts à son choix ; tous ont des
inconvéniens , tous ont eu des succès.
L'auteur qui les analyse ne fait ordinairement que les indiquer par circonspec-
tion , sans avoir l'air d'en préférer aucun ; ou s'il le fait, le bien qu'il dit également des autres jette dans la plus grande
incertitude. Viennent ensuite les modifications apportées par messieurs tels et
tels, modifications qui ne consistent le
plus souvent que dans l'addition ou la
soustraction de quelques ingrédiens
peu importans, mais qui paraissent suf-
fisans à leurs auteurs pour attacher leur
nom à cette nouvelle préparation. Tout
cela rend plus épineuse une science
assez difficile par elle-même ; et l'élève
qui veut s'instruire, ou le malade qui
cherche des consolations, ne savent sur
quoi arrêter leurs pensées au milieu
de cette surabondance de moyens.

Nous sommes loin de prétendre que la
méthode que nous allons donner soit la

seule bonne à mettre en pratique; mais
nous la donnons, parce qu'elle nous a
réussi constamment pendant une pratique de dix ans au milieu des vicissitudes de la guerre, et qu'elle nous
réussit avec un égal succès dans la pratique civile.

Traitement général de la syphilis confirmée.

Quel que soit le traitement dont on
fasse usage, il faut toujours le faire
précéder de quelque préparation, afin
de disposer le corps à l'effet des médicamens, et par là de faciliter leur
action. Cette préparation consiste à
mettre le malade à l'usage d'une boisson délayante, comme de l'eau d'orge,
de chiendent, etc.; lui faire prendre
quelques grands bains, et lui donner
une ou deux purgations à quelques
jours d'intervalle. Voici une excellente
formule de potion purgative:

Prenez : Séné mondé.. deux gros.

Faites bouillir légère-
ment dans eau com-
mune . . . . cinq onces (un verre).

Ajoutez : manne . . . . . deux onces.

— Sulfate de soufre. . . deux gros.

Faites fondre à un feu doux, et passez.

On prend cette potion en une seule
fois, et quand elle agit, on favorise
son action par du bouillon aux herbes
ou du bouillon gras coupé avec de l'eau
ou de l'eau de veau, etc. etc.

La purgation terminée, le malade
commencera le traitement anti-syphilitique, et prendra d'abord les pilules
suivantes :

Pilules N° I.

Prenez : Extrait de gratiole, ou de quinquina,
demi-gros.

— Mercure soluble de Hahnemann, six grains.

Faites une masse roulée dans la poudre de
cannelle, et divisez en trente pilules égales.

Si le malade est d'un tempérament

nerveux très-irritable, ou si les symptômes vénériens sont accompagnés
d'accidens inflammatoires, comme des
chancres très-douloureux, des douleurs extrêmement vives, etc. etc., on
donnera les pilules suivantes en place
de celles que nous venons de prescrire.
La dose est la même pour les deux
formules. .

Pilules N° II.

Prenez : Extrait de rhubarbe.... demi-gros.
—Mercure soluble de Hahnemann, six grains.
—Opium purifié............. six grains.

Faites une masse roulée dans la poudre de
quinquina, et divisez en trente pilules.

On commence par donner une seule
pilule le matin à jeun, pendant quelques jours, et le malade boit un verre
de tisane par-dessus. Deux ou trois
jours après, il en prend une le matin
et une le soir; et, après quelques jours,
il porte la dose à trois; savoir : une le

matin et deux le soir, ayant soin, chaque fois, de boire un verre de tisane
après avoir avalé les pilules.

Tisane sudorifique N° I.

Prenez : bois de Gayac............ un gros.
— Salsepareille .... *Idem.*
— Bois de réglisse............... *Idem.*

Faites bouillir pendant un quart d'heure
dans deux pintes d'eau.

La dose ordinaire de cette tisane est
de quatre à cinq verres par jour, y com-
pris les deux verres avec les pilules.

Remarque particulière sur ce genre
de traitement.

La préparation mercurielle que nous
venons d'indiquer est une des meilleures que l'on connaisse ; mais quelques personnes ne peuvent la supporter : d'autres ne peuvent en prendre
qu'une très-petite dose ; c'est pourquoi
il faut observer avec attention l'effet

de ce médicament pour le proportionner aux forces du malade, ou le rejeter tout-à-fait, s'il produit des accidens. Ces accidens, au reste, sont très-légers, et ne deviennent dangereux que lorsqu'on s'obstine imprudemment à continuer l'usage de ce mode de traitement quand le tempérament du malade paraît s'y opposer.

On reconnaît que cette préparation mercurielle est trop active, lorsque le malade éprouve des maux de tête continus, des douleurs dans les bras, des coliques, la perte de l'appétit; enfin, tous les signes qui annoncent du trouble dans les fonctions vitales.

On doit alors diminuer la dose du médicament jusqu'à ce qu'on soit arrivé au degré proportionné aux forces du malade; mais si malgré cette précaution les accidens continuent, il faut en cesser l'usage pour suivre les traitemens que nous indiquerons par la suite.

Il y a aussi une remarque essentielle à faire sur le régime pendant le cours de ce traitement, c'est que les malades ne doivent manger qu'une heure et demie au moins après avoir pris les pilules, et qu'ils doivent éviter, autant que possible, les corps gras dans leurs alimens.

Traitement plus doux pour les personnes délicates et d'un faible tempérament.

Tisane : La même que pour le traitement précédent.

Pilules N° III.

Prenez : mercure vif.... demi-gros.
— Gomme arabique..... un gros et demi.
— Mie de pain frais, ou
    amidon........... demi-once.
— Sirop de rhubarbe.... quantité suffisante.

Faites une masse, et divisez en pilules de trois grains.

On commence par deux pilules matin

et soir, et l'on augmente progressivement jusqu'à dix par jour, bien entendu si la force du malade le permet.

Traitement plus doux encore.

Tisane : La même que pour les traitemens précédens.

Sirop de mercure gommeux.

Prenez : mercure vif.... demi-scrupule.
— Gomme arabique..... un gros.
— Sirop de chicorée avec
  rhubarbe......... quantité suffisante.

Triturez dans un mortier de verre, et lorsque le mercure est bien mêlé aux autres substances, ajoutez :

Sirop de rhubarbe et chicorée,

     deux onces et demie.

La dose de ce sirop est une cuillerée
à café matin et soir.

Ce traitement convient aux malades
extrêmement faibles, aux enfans, et
aux femmes enceintes.

Remarque particulière sur les deux derniers traitemens.

Les deux dernières préparations que nous venons d'indiquer sont connues sous le nom de *mercure gommeux*, de Plenck. C'est la méthode la plus douce que l'on puisse employer ; mais on observe qu'elle est sujette, encore plus que les autres, à provoquer la salivation : c'est pourquoi l'auteur conseille de purger les malades tous les dix jours pendant le cours du traitement. Un des meilleurs moyens pour empêcher la salivation, est de suspendre le médicament dès que l'on s'aperçoit que les glandes de la bouche commencent à être douloureuses, et de donner sur-le-champ une purgation, que l'on réitère deux jours après, s'il en est besoin.

Des Sudorifiques.

Il y a des cas, fort rares à la vérité,

où la maladie vénérienne paraît résister aux mercuriaux, et semble même
s'exaspérer par leur usage. Il arrive
aussi quelquefois que les mercuriaux
ayant été administrés sans ordre ni
mesure, les malades se trouvent exté-
nués par l'effet des remèdes avant la
guérison de la maladie; et si l'on veut
essayer ensuite de redonner du mercure, les organes sont tellement irri-
tés, qu'ils ne peuvent le supporter à
si petites doses que ce soit. La nature
a placé dans les bois dits *sudorifiques*
des propriétés anti-vénériennes capa-
bles de faire remplacer le mercure
dans ces sortes de cas.

Les premiers sudorifiques dont on
a fait usage sont les bois exotiques
que nous employons encore actuellement (1). En vain a-t-on cherché à nous

(1) Le gayac et la salsepareille. On y ajoute
le sassafras et la squine; mais ils n'ont pas, à

affranchir de la nécessité de tirer ces remèdes de l'étranger; les expériences faites avec les plantes indigènes n'ont pas donné de résultats assez satisfaisans, et l'on a été obligé d'y renoncer. On a préparé les sudorifiques sous plusieurs formes, et l'on s'est définitivement arrêté aux décoctions très-rapprochées, comme présentant les meilleures conditions pour l'efficacité de ce remède.

La propriété anti-vénérienne des sudorifiques est quelquefois si énergique, qu'ils suffisent souvent à eux seuls pour guérir les maladies les plus invétérées, et c'est même pour ces dernières qu'il faut en réserver l'usage, car ils ne paraissent pas réussir avantageusement contre les maladies récentes (1).

---

beaucoup près, autant de propriétés que les deux autres.

(1) Ce phénomène semblerait indiquer que

Traitement par les sudorifiques.

Tisane sudorifique N° II.

Prenez : salsepareille hachée..... deux onces.
— Bois de gayac rapé............ *idem.*
— — de réglisse............. *idem.*

Faites bouillir dans deux pintes d'eau jusqu'à réduction de moitié.

La dose de cette tisane est de quatre
verres, divisés dans la journée à distances égales. Le malade prendra, chaque matin, quatre onces de sirop sudorifique ou de cuisinier (1). Ce traite-

---

le virus vénérien change de nature avec le
temps, car *qui peut plus peut moins,* dit-on ; et
ici c'est tout le contraire ; les bois sudorifiques,
qui guérissent si victorieusement les anciennes
maladies, échouent ordinairement, et sont
quelquefois nuisibles pour le traitement des
maladies récentes, tandis que les mercuriaux
seuls sont quelquefois insuffisans pour les vé-
roles invétérées.

(1) On ne donne pas la formule de ces sirops,

ment n'assujettit point à un régime sévère, puisqu'il n'y entre point de mercure : il faut seulement éviter les alimens échauffans, car les sudorifiques échauffent beaucoup.

Beaucoup de praticiens, et nous sommes de ce nombre, conseillent de terminer le traitement de la vérole confirmée par les sudorifiques, pris immédiatement à la suite des mercuriaux. On fera très-bien de le faire toutes les fois qu'on en aura la possibilité, principalement lorsque le traitement mercuriel aura été long et dirigé contre une maladie très-ancienne.

Régime pour le traitement de la syphilis confirmée.

Le régime doit subir des modifications suivant la gravité des symptômes

---

parce qu'on les trouve tous préparés chez les pharmaciens.

vénériens, et suivant le tempérament des malades. Il est nécessaire de modérer les forces de ceux qui sont d'une constitution robuste, tandis qu'il faut soutenir et fortifier ceux qui sont d'une faible complexion. Règle générale, le régime devra être doux et modéré, tant sous le rapport de la quantité que sous celui de la qualité des alimens, et s'il arrive quelques accidens inflammatoires, le malade doit observer une diète plus ou moins sévère, suivant leur degré de gravité.

Lorsque la maladie est très-ancienne, et que rien ne s'y oppose d'ailleurs, on prescrit aux malades un régime un peu fortifiant, afin de s'opposer à la débilitation que produit toujours le long usage du mercure; toutefois, nous n'entendons pas permettre les choses trop stimulantes, comme le café, les liqueurs, les sauces épicées, etc. etc., mais seulement les alimens doux et fortifians : le bon bouillon , les viandes rôties, principalement celles qui sont de facile digestion ; un peu de bon vin , etc. On ne doit faire usage d'aucuns acides ni d'aucunes crudités pendant le cours du traitement mercuriel.

Hygiène : Elle doit, ainsi que le régime, être subordonnée à la gravité des accidens vénériens ; en général , l'exercice est salutaire aux malades, et surtout celui de la marche, lorsque la température est douce et égale ; c'est pourquoi la belle saison est préférable pour traiter la syphilis confirmée ; et quand rien n'oblige à se hâter, on fait bien d'attendre cette époque pour commencer le traitement. La propreté du corps est indispensable, et les malades devront se baigner souvent. Ils auront soin de se préserver du froid, et de se tenir à l'abri des vicissitudes de l'atmosphère dans les saisons froides et pluvieuses : sans cette précaution, le mercure porterait son action vers la bouche, et produirait la salivation.

Réflexions sur l'usage du mercure.

Nous avons déjà fait connaître les accidens qui indiqueront que le mercure, ou plutôt que la préparation mercurielle que l'on aura choisie est trop active pour le tempérament du malade; nous avons dit qu'il ne fallait pas se faire illusion à cet égard, ni s'opiniâtrer inconsidérément à continuer un traitement qui pourrait amener de fâcheux accidens (1). Nous

____

(1) Pour éviter toute équivoque, nous répétons ici que les symptômes qui annoncent que le mercure agit trop fortement sur les malades, sont : perte de l'appétit, douleurs dans les membres, gonflement des glandes de la bouche, éblouissemens, coliques, diarrhée, etc. A l'apparition d'un ou de plusieurs de ces symptômes, il faut d'abord suspendre le traitement pour le reprendre quelques jours après,

devons ajouter que les détracteurs du mercure ne manquent pas de s'appuyer sur ces accidens pour assurer leur doctrine, et de mettre sur le compte du médicament ce que l'on ne doit attribuer qu'à l'imprudence de ceux qui l'emploient(1). Voilà ce qui a causé l'erreur d'une infinité de personnes recommandables, et même de praticiens distingués, qui ont cru devoir se méfier d'un remède qu'on leur peignait sous les couleurs les plus odieuses.

---

en diminuant les doses du remède; et enfin le cesser tout-à-fait si les accidens continuent malgré cette précaution. (*Voyez* Traitement par les sudorifiques.)

(1) Ils disent que l'on doit proscrire le mercure, puisque c'est un remède dangereux; alors il faut proscrire nos médicamens les plus énergiques, *l'opium*, la *ciguë*, *l'émétique*, les *acides minéraux*, etc., qui sont des substances bien autrement *dangereuses* entre les mains des imprudens ou des ignorans.

Nous pardonnons de tout notre cœur à ceux qui ont cru de bonne foi aux mauvais effets du mercure, et qui, trompés par des faits mal observés, ont pensé qu'on ne pouvait l'employer à si petites doses que ce soit, sans éprouver des accidens plus ou moins fâcheux. Mais ce que nous ne pardonnons pas aussi aisément, c'est le charlatanisme effronté avec lequel des hommes, abusant de la confiance du public, prétendent guérir les maladies vénériennes *sans mercure*, lorsqu'ils vendent des médicamens préparés chez eux, qui en contiennent évidemment, et souvent à des doses plus fortes qu'aucun médecin n'oserait le prescrire. Sans doute il y a des cas où l'on guérit la syphilis sans mercure, mais ces cas sont rares ; ce n'est, la plupart du temps, que lorsque la maladie est extrêmement ancienne, ou que des traitemens intempestifs ont exaspéré la sensibilité du malade. Alors les sudorifiques viennent au secours de l'homme de l'art, et remplacent efficacement le mercure ; mais on n'en fait aucun mystère. Le vrai médecin montre ses ordonnances ; il ne se dit pas possesseur d'un remède secret, et ne voit dans ce changement de traitement que la confirmation des vrais principes de la thérapeutique, qui prescrivent, pour la syphilis, l'union des sudorifiques avec les mercuriaux. Le charlatan, tout en s'exposant sur des tréteaux, cache dans l'ombre son ignorance et ses médicamens, et se croit un grand docteur quand il vante son rob ou ses pilules *sans mercure*. (*Voyez* Traitement par les sudorifiques.)

De la salivation par l'effet du mercure.

Nous avons dit que le mercure peut causer des accidens lorsqu'on en fait usage inconsidérément, et sans con-

sulter la force et le genre de tempérament des malades. Il nous reste à indiquer la manière de prévenir ces accidens, afin que le traitement puisse
être suivi sans interruption.

Les accidens qui portent le trouble
dans les voies digestives, ou dans le
système général, ont été signalés dans
l'article précédent ; mais il en est un
qui est plus fréquent et aussi fâcheux
que tous ceux dont nous avons parlé ;
c'est la salivation.

Deux causes peuvent produire la
salivation : la trop grande quantité de
mercure, et des imprudences pendant
son usage.

La trop grande quantité de mercure
expose non-seulement à la salivation,
mais encore à des ulcères à la bouche,
que l'on nomme mercuriels (1) ; c'est

____

(1) L'excès du mercure produit aussi la chute
des dents, des poils, et divers autres accidens.

que le mercure ayant la propriété de porter son action plus particulièrement vers la bouche que vers les autres parties du corps, ou peut-être parce que cette partie jouissant d'une plus grande sensibilité, l'action du remède s'y fait sentir d'une manière plus énergique que partout ailleurs, et provoque les désordres que nous venons de décrire.

Des imprudences pendant l'usage du mercure, soit sous le rapport du régime, soit sous le rapport de l'hygiène, peuvent, en troublant sa manière d'agir, provoquer également la salivation. Expliquons ce phénomène.

Le mercure a la propriété d'exciter un mouvement plus rapide dans les fluides, et par conséquent d'augmenter les sécrétions. Celle de la transpiration étant une des plus importantes du corps humain, éprouve aussi plus particulièrement cette action, et l'on remarque que les personnes qui font usage du mercure ont la peau plus chaude, plus humide, et les pores très-ouverts. Dans cette disposition, si par une cause quelconque, mais particulièrement celles qui viennent d'un agent extérieur, comme, par exemple, le changement subit de température, l'action du mercure se trouve arrêtée vers les parties externes du corps, cette action, qui doit nécessairement s'exercer, se porte vers les parties internes, et naturellement vers celles pour qui elle a une tendance naturelle, mais comme ces parties subissent déjà l'effet de la part qu'elles ont reçue du médicament répandu sur toute l'économie, le surcroît d'irritation qu'elles éprouvent détermine des désordres qui n'auraient pas eu lieu, si chaque organe eût rempli intégralement ses fonctions.

Il suffit de décrire les accidens qui peuvent survenir pendant l'usage du mercure, pour faire connaître les moyens de s'en préserver ; en effet, pour peu qu'on y ait réfléchi, on sait actuellement que la première précaution à prendre est de graduer la dose du remède suivant la force du malade; et comme on ne peut d'avance la déterminer, on doit commencer par la plus petite fraction pour augmenter ensuite très-doucement, ayant soin de rester quelques jours à la même dose, afin de voir l'effet qu'elle produit. Il faut surtout avoir égard à ce que nous avons dit lors du traitement de la syphilis primitive, et ne jamais dépasser la quantité de mercure que nous avons prescrit à chaque formule.

La seconde précaution, aussi importante à observer, est de tenir les malades, autant que possible, dans une température égale, non pas comme on le faisait généralement autrefois, au milieu d'une atmosphère extrêmement chaude (1), mais dans une condition telle, qu'ils soient à l'abri du froid et de l'extrême chaud.

L'impression subite de l'air froid, en arrêtant la transpiration, fait porter le mercure à la bouche, et provoque la salivation. Les malades éviteront facilement cet inconvénient en se couvrant le corps de vêtemens plus ou moins chauds, suivant la saison, et surtout en évitant de sortir de chez eux pendant les temps froids et hu-

---

(1) Comme on pensait autrefois que la salivation était nécessaire pour le traitement anti-vénérien, on faisait tout ce qu'on pouvait pour l'obtenir; et, pour y parvenir plus facilement, on enfermait les malades dans un lieu très-chaud, la grande chaleur et le froid provoquant également la salivation. On a reconnu l'abus de cette méthode, et l'on conseille actuellement aux malades de vaquer à leurs affaires, en prenant toutefois les précautions que nous indiquons dans cet ouvrage.

mides. Si cependant ils y sont obligés par état, ils feront de leur mieux pour se soustraire à l'impression trop vive de l'air, en plaçant devant leur bouche un mouchoir, et ils se garantiront contre l'humidité du sol, au moyen de bonnes chaussures.

Observations sur la préparation des médicamens.

Nous avons indiqué diverses préparations mercurielles, et nous avons eu soin de désigner celles qui sont plus douces que les autres pour l'usage des malades qui sont d'un faible tempérament. Mais avant de finir cet ouvrage, et pour terminer tout ce que nous avons à dire sur l'usage du mercure, nous devons prévenir les malades et les praticiens, que son effet n'est sûr qu'autant qu'il est bien préparé. Cette considération n'est pas d'une petite importance, et l'on a souvent accusé

le mercure des non-réussites et des accidens qui n'étaient dus qu'à sa mauvaise préparation. A Paris et dans les
villes principales des départemens, on
est peu exposé à cet inconvénient. Les
pharmaciens y possèdent généralement
des connaissances en chimie qui les
mettent à l'abri de tout reproche à cet
égard (1).

Mais dans les petites villes éloignées
de la capitale ou des grandes écoles
d'instruction, on a souvent occasion
de remarquer que la lumière devient
plus rare à mesure qu'elle s'éloigne du
foyer. L'art de guérir se ressent de la

-----

(1) Personne plus que moi n'est convaincu
de la confiance que méritent la presque totalité
des pharmaciens de Paris. Cependant, et sans
prétendre porter préjudice à aucun d'eux, je ne
puis m'empêcher de recommander M. CAYLUS,
carrefour de l'Odéon, n° 10, dont l'exactitude
m'a été d'un grand secours pour des cas très-
difficiles.

distance; et quelquefois la pharmacie, cette branche importante de la médecine, est confiée à des mains peu habiles. Il faut donc se tenir en garde contre l'ignorance, et se rappeler que la présomption l'accompagne presque toujours. En un mot, il ne faut confier la préparation des médicamens qu'à des hommes d'un savoir reconnu, si l'on veut en obtenir tous les avantages qu'on a droit d'en attendre.

FIN.

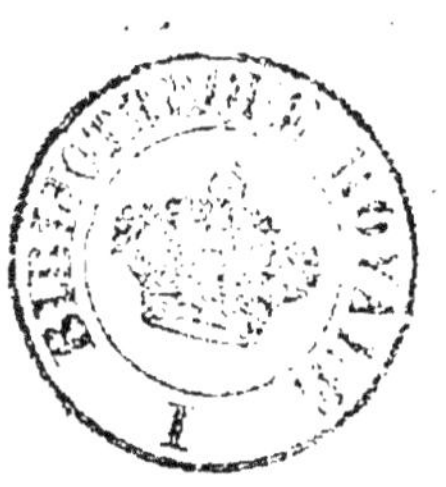

FIN DE LA TABLE.

DE L'IMPRIMREIE DE CRAPELET.

www.ingramcontent.com/pod-product-compliance
Lightning Source LLC
LaVergne TN
LVHW020526060726

842525LV00004B/1087